sciences du soin

Collection dirigée par
Marie-Ange Coudray

La clinique en soins infirmiers

Vers des pratiques innovantes

Mireille Saint-Etienne

de boeck estem

Éditions De Boeck-Estem
DE BOECK DIFFUSION
2 ter, rue des Chantiers, 75005 Paris
Tél. : 01 72 36 41 60
Fax : 01 72 36 41 70
info@estem.fr

@ **www.estem.fr**

ISBN : 978-2-84371-581-5

Présentation de la collection

« Sciences du soin »

Cette collection d'ouvrages se veut une page ouverte pour tous les auteurs qui souhaitent participer à l'élaboration et à la formalisation des pratiques et des « savoirs pour soigner ».

En effet, une lisibilité plus grande des pratiques et des savoirs autour du concept de « soin » ou de celui de « soigner » devrait permettre que se développe progressivement l'idée d'une science à travers une formalisation élaborée de données utilisées dans une approche clinique des patients ou des personnes.

Il est fondamental pour les soignants, leur formation, leur progression, de rendre de plus en plus lisible cette partie souvent ignorée, parce que non nommée, de leur action au cœur de leur pratique. Cette collection d'ouvrages souhaite donc contribuer à l'émergence des savoirs utilisés par les soignants dans leur approche de la personne en quête de sa santé.

La collection concerne les trois champs classiquement couverts par les professionnels du soin :

- l'accompagnement des personnes sur leur parcours de vie et de santé,
- la formation des professionnels du soin, de la relation ou de l'éducation,
- et le management des professionnels sur les lieux de travail, souvent en équipe.

Il parait important de montrer comment des soignants se servent, dans leurs rapports avec les patients, dans l'accompagnement au quotidien et dans les thérapies qu'ils proposent, non seulement des données des sciences biologiques et médicales, mais aussi de bien d'autres savoirs parfois nommés d'« empiriques » ou d'« informels », savoirs qui mériteraient un statut et une reconnaissance plus officiels puisqu'ils sont aidants pour les patients.

Ces savoirs peuvent être « nouveaux » dans le sens où ils ne sont pas actuellement répertoriés pour être usités de manière certifiée : ils n'entrent pas en effet dans les catégories reconnues comme « scientifiques » aux yeux de la seule science légitimée. Il s'agira alors d'en montrer l'existence et les bienfaits pour la personne, son entourage et leur usage, en sus et en cohérence avec les savoirs savants, dans les moments où surviennent des problèmes de santé.

Il peut aussi être question de savoirs tout à fait légitimés mais non utilisés par des professionnels soignants, parce que jugés trop éloignés de la pratique qui leur est la plupart du temps demandée, centrée essentiellement sur le curatif et la thérapie dure largement et uniquement focalisée sur le « noyau pathologique ». Dans ce cas, il sera important de montrer comment un grand nombre de ces savoirs peuvent être utiles à prendre soin des personnes qui ont à vivre ces étapes de leur existence où la pathologie frappe non seulement un organe ou une fonction, mais surtout une personne.

Marie-Ange COUDRAY

L'auteur

Mireille Saint-Etienne est consultante au Centre hospitalier Sainte Anne à Paris. Elle intervient comme formateur et superviseur dans la formation des cliniciennes en soins infirmiers.
Elle est également co-responsable pédagogique du Master en Sciences cliniques créé avec l'Université de Versailles-St-Quentin en Yvelines (UVSQ).
Mireille Saint-Etienne est titulaire d'un DEA portant sur la clinique infirmière.
Elle a suivi une formation en psychosomatique et en somatothérapie.
Elle a publié des articles dans la revue « Soins cadres », dans la revue de l'ARSI (Association de Recherche en Soins Infirmiers) et dans l'Univers de la Profession d'Infirmière (Presses de Lutèce).

Le directeur de collection

Marie-Ange Coudray a été infirmière, cadre de santé, formatrice en Institut de cadres de santé, puis directrice des soins dans un établissement de la région parisienne, directrice d'Institut de formation de cadres de santé et enfin conseillère pédagogique au ministère chargé de la santé.
Dans ce dernier poste, elle a été chargée de l'élaboration et de la mise en place de la réforme de la formation des paramédicaux, notamment des infirmiers et ergothérapeutes.
Intéressée par l'écriture des soignants, elle a longtemps travaillé comme rédacteur en chef adjointe à la revue « Soins cadres » et a écrit elle-même de nombreux articles professionnels et deux ouvrages.

« Il faudrait savoir que les choses sont sans espoir
et être décidé à les changer. »
Albert Camus

Avant-propos

Chacun de nous est porteur d'une question, inscrite au plus profond de son être. Elle est toujours là, consciente ou non, oubliée ou recouverte, transformée ou éclairée selon les étapes de notre vie. Elle surgit parfois au détour d'une expérience ou d'une épreuve, peu à peu, remaniée, élaborée au fil du temps. Elle traverse notre existence en prenant force et insistance, jusqu'au jour où elle surgira, incontournable et pressante.

Pour moi, la question se posait autour de « soigner » et donc : « Qu'est-ce que soigner ? ». Qu'en est-il en effet de cette mystérieuse attraction qui va pousser une personne vers une autre dans ces moments de crise, d'impuissance, de désarroi, où la maladie fait basculer le monde, les repères, les projets de vie, pour nous tous, qui vivons comme si nous étions immortels ?

L'attraction était là avant la question. Elle m'a poussée, mon diplôme d'infirmière en poche, à travailler dans des services dits actifs où compte davantage la technique que la relation. J'ai ainsi été panseuse, puis infirmière en chirurgie générale, urologique et digestive et j'y ai appris que la rigueur et la rapidité sont les conditions de l'efficacité. Ayant fait la formation d'infirmière pour voyager à l'étranger, je suis ensuite partie au Gabon, au moment de la guerre du Biafra, dans un village d'enfants réfugiés où l'hôpital fonctionnait avec des Allemands, des Biafrais, des Gabonais et des Français, dans ce mélange des pays et des cultures, j'ai appris que l'incertitude et le doute pouvaient être féconds.

Puis je suis repartie au Bengladesh dans des projets humanitaires qui m'ont amenée à superviser des initiatives locales visant le développement des villages, sur le plan de l'agriculture, de l'élevage et de la santé, j'ai alors appris que patience et tolérance faisaient plus « que force ni que rage ».

Revenue en France après ces quelques années de vagabondage professionnel, j'ai repris un travail de soignante dans des structures hospitalières. Je me suis rapidement rendu compte que je m'ennuyais dans ce métier que j'avais pourtant beaucoup aimé. C'est ainsi que j'ai pris la décision de faire l'école de cadres, et là j'ai appris que c'est le regard que nous portons sur le monde qui permet que les choses changent ou non. Je me suis donc lancée dans l'enseignement après 12 années de pratiques soignantes diversifiées. J'ai été enseignante en IFSI[1] (un peu !), en centre de formation psychiatrique (beaucoup !), en école de cadres (passionnément !), où la pratique de formatrice et la réflexion pédagogique m'ont appris que la meilleure manière de continuer à apprendre, c'était d'enseigner.

J'ai ensuite intégré un organisme de formation continue qui m'a amenée à voyager dans tout l'hexagone et les Antilles. Mes interventions dans des établissements publics, privés, de soins généraux et psychiatriques, m'ont amenée à rencontrer beaucoup d'infirmières et de cadres infirmiers, j'y ai appris que si les problèmes étaient souvent les mêmes, les solutions, elles, pouvaient être différentes.

1. Institut de formation en soins infirmiers.

Riche de ces apprentissages, je sais maintenant que je suis longtemps restée dans la croyance qu'aider et soigner étaient la même chose. Progressivement, l'écart s'est creusé, au fil de mes allers et retours entre la métropole et les autres continents ; au fil de mon expérience aussi, qui me donnait peu à peu à voir que la médecine des maladies n'était pas la médecine des malades.

Mes années d'expérience de soignante m'ont fait prendre la mesure des limites de la médecine et constater, à l'époque, le « vide » des soins infirmiers. Restait l'enseignement, et dans la formation la question « qu'est-ce que soigner » est revenue, incontournable cette fois, et avec elle a fait émerger le besoin de comprendre, de savoir. C'est à l'université que j'ai appris que ce désir de savoir portait un nom : la pulsion « épistémophilique » ; ainsi se sont tissés pour moi des liens étroits entre soin et savoir. Je suis donc allée à l'université (haut lieu du savoir) pour tenter de comprendre ce que cette question recouvrait, j'y ai beaucoup appris en sciences de l'éducation ! Après un parcours presque complet (jusqu'au DEA), j'ai poursuivi à la recherche de ce qui m'intéressait vraiment, c'est-à-dire le champ de la clinique en soins.

Aussi, après ces années de pratique de formateur, l'envie est revenue de retrouver une activité dans un établissement hospitalier. J'ai donc postulé dans un établissement public pour obtenir un poste et un titre qui n'existaient pas. C'est ainsi que je suis devenue « cadre infirmier clinicien ». Mon activité était d'accompagner les patients atteints de maladie grave, d'aider les équipes soignantes à dispenser des soins de qualité malgré la limitation des moyens, de soutenir les familles confrontées à la perturbation de toute leur vie quotidienne par la maladie de leur proche, et là j'ai appris qu'il n'est rien de plus important que la vie.

Cet ouvrage comprend trois chapitres :

- **comprendre d'où nous venons.**

Le premier chapitre décrit l'évolution des soins depuis l'Antiquité jusqu'à nos jours. Cet historique est conçu à partir de recherches documentaires en provenance d'auteurs infirmiers et non infirmiers. Il démontre comment, de mon point de vue, le rapport à la maladie, le développement de la médecine et l'institutionnalisation des soins se sont construits à travers le temps ;

- **savoir ce que nous faisons.**

Le deuxième chapitre est centré sur la clinique, la construction de la clinique médicale, l'émergence de la clinique infirmière et les aléas de son élaboration. Il s'agit d'une approche basée sur une documentation française et anglo-saxonne, et des expériences menées dans d'autres pays sur la clinique infirmière. La dernière partie de ce chapitre est articulée autour de mes observations et de mes réflexions de formateur dans le milieu hospitalier depuis vingt ans ;

- **décider où nous allons**.

Le troisième et dernier chapitre expose ce que pourrait être une pratique de clinicien spécialisé et pose la question de l'émergence d'un nouveau métier : après une brève description de l'institution et du positionnement institutionnel, des situations cliniques puisées dans ma propre expérience permettent d'appréhender une nouvelle pratique soignante.

Mireille Saint-Etienne

Sommaire

Chapitre 1
Histoire des soins et des soignants

1. Genèse

La pratique des soins est sans doute une des plus vieilles pratiques du monde. L'usage de soigner des malades est si universellement répandu qu'on peut le considérer comme une loi naturelle.

Cette pratique remonte à la préhistoire[1]. Dès que la vie apparaît, les soins existent car il faut « prendre soin » de la vie pour qu'elle puisse demeurer. Les hommes, comme tous les êtres vivants, ont toujours eu besoin de soin. Parce que soigner est un acte de vie qui a pour but, d'abord et avant tout, de permettre à la vie de se continuer, de se développer, et par là de lutter contre la mort : la mort de l'individu, la mort du groupe, la mort de l'espèce.

C'est dire que pendant des milliers d'années, les soins n'étaient pas le propre d'un métier, et encore moins d'une profession. Ils étaient le fait de toute personne qui en aidait une autre à assurer tout ce qui lui était nécessaire pour continuer sa vie, en relation avec la vie du groupe[2].

L'ignorance au sujet des maladies est le fait de toutes les sociétés primitives, que ce soit celles du passé ou celles d'aujourd'hui[3]. La maladie y est considérée, non pas comme un phénomène naturel, mais comme l'effet d'une malveillance divine ou diabolique. Si la maladie est attribuée à l'influence de mauvais esprits, l'art de guérir est constitué, quand à lui, de sortilèges et d'incantations destinés à amadouer les esprits ou à les mettre en fuite. Il est donc normal de ne trouver, à l'âge primitif, ni médecins, ni infirmières. Malgré cela, dans certains pays, on verra progressivement se dessiner un profil de ces professions sous une forme rudimentaire et mal caractérisée.

1. Stinglhamber-Vander Borght Bernadette, *Infirmière - Genèse et réalité d'une profession*, Savoirs et santé, De Boeck, Bruxelles, 1994, p. 9.
2. Collière Marie-Françoise, *Promouvoir la vie. De la pratique des femmes soignantes aux soins infirmiers*, InterÉditions, Paris, 1982.
3. Stinglhamber-Vander Borght Bernadette, *op.cit.* p. 19.

2. Soigner dans l'antiquité

2.1 En Égypte

3 500 ans avant J.-C., en Égypte comme en Inde et en Chine, la médecine est considérée d'essence divine. On y confond médecine et magie. Grâce à leur conservation dans les sables secs de l'Égypte, on possède aujourd'hui des papyrus médicaux, dans lesquels on a pu déchiffrer des prescriptions entremêlées d'incantations magiques, véritables encyclopédies de remèdes relatifs à toutes les formes de maladies.
On ne retrouve aucune trace d'une institution comparable à l'hôpital. Les soins sont très probablement dispensés par les femmes et les esclaves de la maison. Ils sont aussi donnés dans les temples par les prêtres et les prêtresses ayant une pratique de la médecine, comme à Sumer où il semble que l'écriture ait été développée par les femmes. L'hygiène est en avance sur la médecine. Les Égyptiens sont très soignés dans leurs ablutions et la propreté de leurs vêtements. Certains papyrus prouvent que, déjà vers 1500 ans avant J.-C., des Égyptiens pratiquent les massages, les cautérisations. D'autres papyrus évoquent le traitement du cœur, de la circulation et parlent des techniques pharmaceutiques, dont l'emploi se répand dans tout le bassin méditerranéen. Par ailleurs, les constructions des pyramides, les déplacements de foules, les guerres, donnent en Égypte une grande importance à la chirurgie : des trépanations sont pratiquées ; les Égyptiens immobilisent les membres fracturés dans le plâtre ou par des attelles ; ils suturent les plaies et réduisent les luxations. On retrouve sur les parois du temple de Komombo la reproduction d'une trousse chirurgicale comprenant : couteaux, scalpels, scies, crochets, pinces, lancettes, cautères, éclisses de joncs et de bois.
Il faut noter cependant que, malgré les pratiques d'embaumement qui pourraient laisser supposer que les Égyptiens avaient une certaine connaissance de l'anatomie, il n'en est rien. Les structures du corps ne semblent pas les avoir intéressés. Leur médecine est basée sur l'observation des faits, ce que nous appellerions aujourd'hui la clinique et l'amorce d'une « médecine scientifique ».

2.2 En Grèce

La médecine grecque remonte à la préhistoire. Les premiers médecins sont des prêtres, les Asclépiades, qui prétendent descendre du dieu guérisseur grec Asclépios. Ils exercent dans des temples qui sont situés dans des endroits agréables. Ce sont de remarquables psychothérapeutes. Leur médecine est surtout une médecine naturelle faite de règles d'hygiène générale et alimentaire.
Sous l'influence des philosophes qui observent la nature, la médecine sort ensuite du temple. Les médecins parcourent les campagnes en donnant ces mêmes conseils d'hygiène, de régime, d'hydrothérapie, d'utilisation des « simples »[1], pratiquant des actes de petite chirurgie. Le premier médecin qui contribua beaucoup aux progrès de l'anatomie fut Galien.
Mais la Grèce se fait surtout connaître par Hippocrate (vers 460 avant J.-C.). On sait peu de choses sur Hippocrate lui-même, si ce n'est qu'il serait né dans l'île de Cos,

1. « Simples » : plantes et dérivés de plantes, ainsi que leurs modes de préparation.

siège d'une fameuse école de médecine. Il aurait fait partie du collège des prêtres (Asclépiades). Il aurait beaucoup voyagé et serait mort plus que centenaire.
Hippocrate a vécu à une époque où la médecine présentait plusieurs tendances parallèles qui se concurrençaient : une médecine rudimentaire dégagée de la magie et de la religion que sous-tendent des connaissances anatomiques et des pratiques chirurgicales, et une médecine à base de magie et de croyances religieuses, comme en témoigne le célèbre centre de cure d'Épidaure.
Beaucoup de savoirs regroupés dans ces écoles viennent des médecines populaires, tout particulièrement recueillies à partir des propos et des témoignages des femmes[1]. C'est de leur expérience, finement analysée, qu'Hippocrate recueille toutes les connaissances de l'époque sur la conception, la grossesse et les maladies des femmes, dont l'hystérie.
Le nom d'Hippocrate est donc lié à une soixantaine de traités écrits en ionien ; ils sont d'ailleurs réunis sous le titre d'« ancienne médecine ». Il est par ailleurs inutile de rechercher dans son œuvre une unité de conception et de tendance, car l'auteur se veut un praticien et non un philosophe. Toute méthode médicale doit être, selon lui, non spéculative c'est-à-dire :

- partir uniquement des faits en rejetant délibérément toute hypothèse ;
- considérer l'organisme humain comme un ensemble **complexe et uni.**

Dès lors tout bon médecin doit être également attentif à la vie psychologique du patient, à ne pas séparer le corps de l'esprit et du milieu physiologique dans lequel il est inséré.
Mais c'est surtout le **serment d'Hippocrate** qui a perpétué son nom. En effet, l'importance d'une morale de la médecine y est affirmée dans une société qui ignore tout d'un contrôle légal de la profession. Ce serment s'attache aux grands problèmes de la pratique, qui encore aujourd'hui sont d'actualité et qui restent à la base de toutes les discussions en matière de déontologie médicale.
Nous avons davantage d'écrits de cette époque et de nombreux documents attestent également le rôle joué par les femmes : c'est ce qu'affirme Xénophon. On a toutefois du mal à préciser ce rôle, car les traducteurs balancent entre « garde-malade », « infirmière » et « médecin ». Il faut l'avouer, l'incertitude plane sur pratiquement tous les documents de cette époque antique.[2]

2.3 En Chine

De la Chine nous vient le premier traité de médecine, le Nei King (environ 2 500 ans avant J.-C.). Il est écrit par un empereur et considéré comme le canon de la médecine chinoise. Le respect dû aux morts y fait interdire la dissection, les connaissances en anatomie y sont donc réduites ; ce qui est resté le cas jusqu'à l'époque « moderne ».
La médecine chinoise se fonde sur deux principes essentiels :

- le Yang : principe masculin, action, soleil, chaleur ;
- le Yin : principe féminin, attente, lune, froid.

1. Collière Marie-Françoise, *Soigner... Le premier art de la vie*, InterÉditions, Paris, 1996, p. 41.
2. Lemoine Michel, « Le monde antique », in *Univers de la Profession Infirmière*, Tome 1, Genèse, Presses de Lutèce, Milan, 1991, p. 74.

Le parfait équilibre de ces deux principes nous donne la Santé. La libre circulation de ces principes, réglée par les humeurs (à entendre sur le plan physique : circulation des humeurs dans le corps, sang, lymphe ; mais aussi dans le sens émotionnel du terme) et les souffles vitaux, peut être troublée : survient alors la maladie.
Cette théorie met en évidence deux points :

- **le souffle** *:* tout ce qui le favorise a un effet thérapeutique (principe de base de l'acupuncture) et surtout la condamnation des dérivatifs comme les ventouses, scarifications, saignées, révulsifs... ;
- **le pouls** *:* toute pathologie est dominé par la doctrine du pouls. Ce dernier est un élément fondamental du diagnostic, car chaque maladie a son pouls particulier.

Pour le médecin chinois, le corps est une sorte de luth dont les artères, les veines et les nerfs représentent les cordes. Les sons émis par les cordes sont les différents pouls. Il en existe 200 différents, dont 26 indiquent un pronostic mortel. La chirurgie est contraire à ces principes, elle est du coup très réduite. En revanche la pharmacopée est riche et très complète. Tout ce qui vole, nage ou pousse est recensé, les médicaments sont administrés surtout sous forme de décoctions et les Chinois connaissent les potions, les pilules, les infusions.

2.4 En terre hébraïque

Le seul document qui permet de connaître la médecine juive antique est l'ancien testament : le Talmud et le Lévitique parlent en particulier des lois que Dieu, Yahvé, a données à Moïse sur le mont Sinaï il y a quelque 3 500 ans. Certaines de ces lois sont destinées à éviter la contagion, l'infection, et la croyance en la magie.
Les Juifs peuvent manger uniquement la viande fournie par des ruminants qui ont un sabot divisé, des animaux qui ont des nageoires et des écailles, et certains oiseaux. Ils ne peuvent toucher à aucun autre animal, surtout s'il est mort, sous peine de devoir laver leurs vêtements et de rester « impurs » jusqu'au soir. Ces règles morales influencent évidemment leur mode de vie et imposent certaines pratiques qui peuvent avoir un impact sur la santé, par exemple la circoncision réalisée au départ pour des raisons d'hygiène.

2.5 À Rome

« Dans la littérature conservée, les plus anciens récits médicohistoriques, au sens propre, appartiennent au monde romain et remontent au début de notre ère : on les trouve d'abord dans les œuvres des encyclopédistes latins Celse et Pline, puis dans les divers traités de médecins grecs, tels que Soranos et Galien. »[1]
C'est à Celse que l'on doit à la fois des descriptions d'opérations très compliquées et des descriptions des qualités nécessaires aux bons chirurgiens.
Contrairement aux Chinois, les Romains portent beaucoup plus d'intérêt à la chirurgie qu'à la médecine puisqu'ils appartiennent à un peuple militaire. Leurs techniques chirurgicales sont loin d'être grossières, si l'on en juge par les formes compliquées d'instruments retrouvés à Pompéi. Ils attachent, d'autre part, une grande importance à l'hygiène et à la salubrité publique : par exemple, chaque

1. Grmek Mirko D., *Histoire de la pensée médicale en Occident*, Seuil, Paris, 1995, p. 8.

maison est alimentée en eau par l'aqueduc principal et on y retrouve des réservoirs filtrants et des latrines.
Leurs hôpitaux sont essentiellement militaires, mais parfaitement organisés. Il semble que les Romains aient eu beaucoup de femmes médecins, en particulier dans le domaine de l'obstétrique, ainsi que des femmes soignantes pratiquant les massages ou utilisant les frictions et les onguents.
Durant les derniers siècles précédant le christianisme, on constate une stagnation des découvertes : les médecins conservent ce qui est connu mais ne font plus aucune découverte. C'est la période de la Rome décadente[1].

2.6 Conclusion

Ce que nous apprend ce rapide passage par l'Antiquité, c'est que le premier objet des soins était non seulement d'assurer le maintien de la vie et la protection de l'individu, mais aussi de permettre la survie et la continuité du groupe et de l'espèce en faisant reculer la mort. Cette nécessité d'assurer la survie va permettre le développement de connaissances basées essentiellement sur l'observation des phénomènes. L'établissement de règles d'hygiène, l'utilisation des ressources de la nature en expérimentant des remèdes venant des plantes, l'usage de traitements d'ordre chirurgical, donnent lieu à un ensemble d'activités indispensables prises en charge par les hommes et les femmes qui s'efforcent d'y pourvoir, différemment selon leur culture et leur époque.
C'est autour de ces savoirs que commencent à naître les premières pictographies qui deviendront, au gré de leur transformation sur plusieurs siècles, l'écriture. Deviennent alors tout-puissants, ceux qui possèdent et maîtrisent les savoirs consignés par l'écriture.
On peut d'ailleurs constater que, dans l'Antiquité, la naissance des écoles de médecine ne fera pas disparaître les médecines traditionnelles qui continueront à développer une infinie diversité de savoirs, malgré le discrédit permanent dans lequel les tient la médecine savante, qui est, elle, écrite, et ne se prive pas d'aller constamment puiser aux sources de la médecine traditionnelle tout en l'infériorisant.[2]

3. Soigner en France au Moyen Âge

3.1 L'apparition du christianisme

L'organisation collective de l'assistance médicale

À la frontière de l'Antiquité et du Moyen Âge, un premier visage de l'infirmière apparaît. La science médicale n'a pas progressé notablement, et la pratique soignante s'appuie toujours sur la tradition d'Hippocrate et de Galien. Un fait nouveau cependant s'est produit dans la société : c'est l'apparition du christianisme qui, à terme, va modifier la pratique soignante.

---

1. Stinglhamber-Vander Borght Bernadette, *Infirmière - Genèse et réalité d'une profession*, Savoirs et santé, De Boeck, Bruxelles, 1994, p. 23.
2. M.-F. Collière, *Ibid.*

Sans doute le christianisme eut-il pour effet de rendre plus vif encore le souci du malade, mais il eut surtout le mérite de mettre sur pied l'organisation collective de l'assistance médicale. Dans les premiers temps, des bonnes volontés émanèrent d'individus appartenant à de petites communautés qui s'employaient à soigner les malades. Quand le christianisme fut devenu la religion officielle de l'Empire romain, l'organisation hospitalière, tout en restant d'initiative privée, bénéficia de la christianisation de l'État.

L'assistance aux malades

À partir du XIIe siècle, on voit fleurir fondations, confréries, ordres religieux hospitaliers, conformément au caractère communautaire de la société médiévale[1]. L'un des devoirs primordiaux de l'Église est l'assistance aux malades ; on trouve alors dans tous les hôpitaux des moines et des nonnes. La vie monastique attire dans les ordres des hommes et des femmes de classe élevée, souvent issus de milieux riches et puissants : en s'ouvrant à la spiritualité, ces hommes, et surtout ces femmes, trouvent là une façon de sortir d'une vie oisive et dorée.

Sur l'ensemble du bassin méditerranéen – d'Hildegarde de Bingen à Catherine de Sienne – le Moyen Âge, et la Renaissance ensuite, regorgent de religieux et religieuses célèbres pour leur culture et leurs actions généreuses à l'égard de leur prochain. Les institutions religieuses s'enrichissent ainsi progressivement de documents précieux, notamment en matière médicale, même si la principale méthode de transmission demeure souvent orale.

Au début du Moyen Âge, les hôpitaux hébergent indistinctement les malades et les indigents. Ce n'est que progressivement qu'ils se consacreront aux soins aux malades. Mais la guérison du corps est subordonnée à celle de l'âme, et les soins aux devoirs religieux : c'est le début de l'imprégnation religieuse qui baignera longtemps le monde des infirmières.

Arrêtons-nous quelques instants sur le terme « infirmière » qui mérite quelques réflexions[2] :

- employé dans la langue française depuis 1398, ce terme est dérivé du vieux français *enfermier*, par réfection sur le latin infirmus, infirmitas, (faible, faiblesse) et de l'ancien français *enfer*, *enferme* (malsain, mauvais). On ne peut s'empêcher ici de faire le rapprochement entre « l'objet du soin », le côté « mauvais et malsain » du terme et sa transmission par tradition sémantique française reliée au catholicisme ;
- non seulement l'origine première de la maladie était reliée au péché ancestral, mais nous savons aussi que dans la tradition de l'Église « l'étiologie démoniaque de certaines maladies était affirmée par les écritures »[3]. On comprend alors que par la suite ce terme ait suscité un certain nombre de débats et qu'il puisse être aujourd'hui non représentatif d'une conception plus moderne de l'acte de soigner.

1. Lemoine Michel, « Le christianisme et le Moyen Âge », in *Univers de la Profession Infirmière*, Tome 1, Genèse, Presses de Lutèce, Milan, 1991, p. 81.
2. Nadot Michel, « La formation des infirmières, une histoire à ne pas confondre avec celle de la médecine », in *Peu lire, beaucoup voir, beaucoup faire*, de François Walter, Zoe, Paris, 1993, p. 165.
3. Larchet Jean-Claude, *Théologie de la maladie*, Cerf, Paris, 1994, p. 24.

3.2 Le rôle des religieux

Au Moyen Âge, la médecine et les soins sont, en général, assurés par les clercs et les religieux. Le premier ordre religieux exclusivement soignant sembla être les Augustines de l'Hôtel-Dieu[1]. Dans les sociétés occidentales, les soins sont souvent confiés aux ordres religieux féminins (à l'exception des Hospitaliers de Saint-Jean de Jérusalem, ordre masculin fondé en 1102 lors des croisades), qui œuvrent et qui sont hébergés dans des lieux ouvert aux nécessiteux.
Par charité et pour le rachat des âmes, l'Église a créé les hôtels-Dieu. Les plus anciens hôpitaux de France seraient l'hôtel-Dieu de Lyon, créé en 540 par Childebert, fils de Clovis, et l'Hôtel-Dieu de Paris créé vers 651 sur les conseils de Saint-Landry.
Les Augustines de l'Hôtel-Dieu à Paris (ordre créé en 1250 pour assurer les soins aux malades) sont les modèles de congrégations religieuses hospitalières : leurs règles influencent la conception de la pratique soignante. L'acte de soigner est totalement bénévole. Puisqu'il s'agit d'aider son prochain, il ne peut y avoir rémunération ; le soin est donc inscrit dans un système d'échanges. Les femmes qui aident sont entièrement prises en charge par l'institution, car le soin n'a pas de valeur économique, sa contrepartie se fait en nature.
Mais avec le temps, l'acte de charité ne suffit plus. Les soins vont requérir des compétences et une forme d'organisation.
À côté des groupes de religieux vont donc peu à peu se développer des groupes de laïcs recrutés dans la classe noble et dans le monde paysan. Des personnes marginales à la société, essentiellement des femmes seules, rejoignent ces ordres qui leur offrent l'insertion sociale, l'honorabilité et la sécurité, en échange d'une vie de travail strictement réglée[2].

3.3 Les axes de développement de la pratique

C'est durant le Moyen Âge que va progressivement apparaître une césure entre les soins du corps et ceux de l'esprit, qui marquera profondément l'évolution des savoirs et des pouvoirs issus des pratiques soignantes.
Avant le Moyen Âge, l'indispensable nécessité d'assurer la survie du groupe et de l'espèce amène les femmes à développer leur créativité pour assurer le maintien de la vie autour de trois grands axes : **les pratiques du corps, les pratiques alimentaires, et les pratiques autour du fil.**

Les pratiques du corps

Les pratiques du corps s'opèrent autour des deux grands passages qui ouvrent et terminent la vie : la naissance et la mort. À partir de ces deux grands événements, les femmes possèdent un ensemble de connaissances qu'elles se transmettent oralement. Le champ de ces pratiques de stimulation, de relaxation, de sédation de la douleur est immense mais basé sur des savoirs empiriques, car les pratiques du corps

1. Dubois Freynet Catherine, Perrin Georgette, *Le métier d'infirmière en France*, Presses Universitaires de France, Paris, 1996, p. 8.
2. Mordacq Catherine, *Pourquoi des infirmières ?*, collection « Infirmières d'aujourd'hui », Le Centurion, Paris, 1972, p. 12.

stimulent et utilisent toutes les propriétés sensitives, kinesthésiques et thermiques, sources d'apaisement et de bien-être. Autour du corps et par le toucher s'élaborent et se découvrent progressivement les pratiques de massage, les points de conduction ou d'inhibition du mouvement et de la douleur[1]. Il faudra attendre le début du XXe siècle et le travail de W. Reich pour redécouvrir l'intérêt des pratiques corporelles.

Les pratiques alimentaires

Elles ont toujours été indispensables pour assurer le maintien de la vie et ont donné lieu à la découverte des plantes et de leurs propriétés. Par tâtonnements, essais et erreurs, les femmes utilisent racines, tiges, feuilles, fleurs, baies, fruits et inventent différents modes de préparation.

Cela donne lieu à deux grandes créations de l'histoire de l'humanité :

- semer et récolter engendre l'agriculture ;
- la connaissance des propriétés thérapeutiques génère la pharmacopée.

Les pratiques du fil

Ces pratiques sont celles qui comprennent tous les métiers autour du tissage, de la confection de vêtements, de la broderie, de la couture, réservés traditionnellement aux femmes. Les pratiques du fil leur permettent d'apprendre à compter, et sont source de créativité et d'échanges.

Ces savoirs empiriques, essentiellement détenus par les femmes et transmis oralement, parviennent au Moyen Âge et sont progressivement repris et utilisés par les hommes d'Église. Peu à peu, les religieux marginalisent puis condamnent, comme sorcières ou envoûteuses, ces femmes détentrices du patrimoine de connaissances des soins au corps et de l'utilisation des plantes[2].

3.4 Une idéologie désincarnée

Dissociation du corps et de l'esprit

L'Église assure le secours aux pauvres et aux malades par l'intermédiaire de ses institutions, mais développe avec le christianisme une idéologie qui s'appuie sur des principes tels que :

- la foi en un dieu unique, inspirée du judaïsme ;
- le mépris du monde et la dérision de la vie terrestre, puisque seule la vie éternelle compte et que nous ne sommes que de passage ;
- la supériorité de l'esprit sur le corps : les Pères de l'Église proclament le corps[3] comme source de tous les maux, de fornication et de péché. Cette réprobation atteint encore davantage le corps de la femme qui devient objet d'opprobre ; le mépris pour tout ce qui est charnel implique le mépris de la sexualité et, dans une société structurée par les hommes, la femme est le symbole de la sexualité.

1. Collière Marie-Françoise, *Promouvoir la vie. De la pratique des femmes soignantes aux soins infirmiers*, InterÉditions, Paris, 1982, p. 40.
2. M.-F. Collière, *Ibid* (voir aussi Bechtel Guy, *La sorcière et l'Occident*, Plon, Paris, 1997).
3. Voir à ce propos : Shorter Edward, *Le corps des femmes*, Seuil, Paris, 1984, pp. 269 à 271.

De là, l'exaltation de la chasteté et de la virginité fait de la femme le symbole de l'impureté et du péché, l'image même du « mal » ;
- une représentation de la maladie comme étant la volonté ou la punition de Dieu, qui impose cette épreuve pour mériter le paradis.

Les positions des Pères de l'Église seront reprises et diffusées par les évêques, abbés, prêtres et clercs, détenteurs de la pensée lettrée. Érigées en doctrine, elles seront la base des lignes de conduite régissant le mariage, édictant les principes d'éducation, et préconisant de ce fait de nouvelles pratiques « d'élevage » des enfants et de soins. C'est ainsi que, du ve au xiiie siècle, sous l'influence de l'Église pénétrée par la doctrine augustinienne, une nouvelle conception des soins s'affirme peu à peu, puis s'installe. Elle dénie l'interrelation corps-esprit, en donnant la suprématie à l'esprit, et en rejetant le corps impur, source de fornication et de maléfices ; le corps doit connaître la souffrance et la douleur pour se racheter.[1]

En ce qui concerne la douleur, notons au passage que l'idée de sa normalité et de sa valeur de rachat a longtemps perduré dans la population, et parfois même chez les soignants. Le grand retard dans le traitement de la douleur en France, comblé à peu près maintenant, résulte, entre autres, de cette idéologie moyenâgeuse.

Tout ce désintérêt, allant jusqu'au mépris, envers le corps incarné remet radicalement en cause les pratiques traditionnelles de soins fondées sur l'unité du corps et de l'esprit en relation à l'univers.

Appropriation du pouvoir par les prêtres

Un autre savoir, inspiré de la théologie des prêtres et des clercs, prend alors naissance : l'Église s'approprie le pouvoir de discerner ce qui est bon ou mauvais pour l'âme et le corps, décide des connaissances à utiliser pour soigner, et limite les pratiques d'hygiène. C'est à partir des sources de ce nouveau savoir spiritualiste que se développe un corps de connaissances médicales, d'abord sous l'égide de l'Église, puis entièrement contrôlé par elle. Il restera pendant longtemps l'exclusivité des hommes d'Église : tout d'abord les moines, puis les prêtres et les clercs succèdent aux moines-médecins et deviennent au xiiie siècle les premiers étudiants des écoles et facultés de médecine (en France à Montpellier en 1220).

C'est à cette époque que la médecine devient une science enseignée *ex cathedra*, et une profession, à condition qu'elle demeure soumise à l'Église. Elle exerce sur la médecine un contrôle rigoureux et règle son développement selon les limites prescrites par le dogme catholique.

3.5 L'absence des femmes

Les femmes étaient bien évidemment bannies de ces hauts lieux de la science, l'université leur étant interdite (la première femme médecin Anna Hamilton fut diplômée en 1900). Elles sont alors les premières cibles de la répression de l'Église,

1. Collière Marie-Françoise, *Promouvoir la vie. De la pratique des femmes soignantes aux soins infirmiers*, InterÉditions, Paris, 1982, p. 51.

puis des tribunaux séculiers, en raison des menaces qu'elles représentent envers le pouvoir temporel et religieux :

- être femme, donc impure et source de péché ;
- avoir acquis une connaissance vécue du corps en raison de leur proximité avec les événements principaux de la vie : naissance, maternité, mort ;
- avoir, comme Dieu, un pouvoir sur la vie et la mort, issu de leurs connaissances ; en effet, les croyances magiques et les pratiques traditionnelles sont souvent associées et très présentes dans les campagnes, où vivent 90 % de la population ;
- détenir bien avant les moines la connaissance empirique du pouvoir thérapeutique des plantes et surtout d'avoir la possibilité d'utiliser constamment ces connaissances.

En résumé, pendant des siècles le seul médecin du peuple fut la sorcière. En effet, des femmes expertes en médecine s'occupaient de soigner les gens, mais plus ces femmes devenaient expertes, moins elles dépendaient de l'Église et de Dieu. Et pour toutes ces atteintes à l'ordre établi, l'Église ordonna l'éradication de toutes les croyances et superstitions paysannes, considérant désormais comme « démoniaque » tout ce qui relevait pour les villageois d'une conception magique et animiste de l'existence, et désignant ainsi un bouc émissaire : la sorcière, servante du diable.

Dès la fin du XIVe siècle jusqu'au début du XVIIIe, tous les instruments et tous les repères propices à la chasse aux sorcières sont mis à disposition dans la plus grande partie de l'Europe occidentale. Près de quatre siècles de répression sans merci, avec une apogée aux xvie et XVIIe siècles, eurent apparemment raison de la « lèpre démoniaque ». Mais la sorcellerie populaire, c'est-à-dire celle qui maîtrise la connaissance d'un ensemble de pratiques rituelles héritées des païens, n'était pourtant pas morte, pas plus que ne l'étaient les pratiques de soins issues d'expériences plusieurs fois séculaires, acquises par les femmes qui, malgré la condamnation et la diffamation encourues, ont continué à se les communiquer de façon cachée et souterraine.

Ce sont ces mêmes pratiques qui, grâce au milieu rural, réapparaîtront et seront même à l'origine de toutes sortes de « nouveaux » courants cherchant à appréhender la santé et la maladie[1]. On peut d'ailleurs le constater actuellement en voyant l'engouement croissant pour toutes les médecines dites douces, résurgence moderne de cet immense héritage culturel qui continue à être une inépuisable source de savoirs restant toujours à redécouvrir, requestionner, et à éclairer avec les connaissances actuelles.

4. Soigner à la Renaissance

4.1 L'apparition d'idées nouvelles

Le pouvoir de l'Église menacé

L'Église est une œuvre humaine, elle est donc aussi confrontée aux difficultés d'organisation, de coordination et de hiérarchie que la lenteur des communications ne fait que compliquer. Le pouvoir acquis et exercé par les religieux, en l'absence

1. M.-F. Collière, *Ibid* p. 55.

d'une ouverture et d'un ressourcement réel, se détourne peu à peu de sa finalité première – le service aux autres – pour se mettre au service de soi-même. Craignant pour son hégémonie, l'Église essaie dès lors de protéger son pouvoir par des interdits et des exigences de plus en plus importants[1].

La découverte de l'imprimerie en 1440 par Gutenberg facilite la communication écrite et accélère la transmission du savoir et la diffusion d'idées nouvelles. Cette nouveauté libère, bien plus que dans les siècles précédents, les facultés créatives de l'homme. Ce renouveau du « savoir classique » à la Renaissance, est un événement de grande importance. C'est à cette époque qu'un certain nombre d'intellectuels décident de ne plus accepter sans les examiner les ordres de l'Église et de penser librement.

C'est aussi à la Renaissance que, dans le domaine des arts, Michel-Ange, Raphaël et Léonard de Vinci étudient le corps humain avec plus de soin et se rendent compte que l'anatomie leur est nécessaire. Ils réalisent alors des dissections et poussent leurs études le plus possible, jusqu'à la connaissance du cœur, de la circulation, des os, des articulations, des muscles et des ligaments. Leurs recherches ne sont pas sans conséquence pour la science et incitent d'autres personnes à faire de même, dans l'intérêt de la médecine.

L'opposition au pouvoir religieux

La Renaissance voit donc apparaître une lutte contre le pouvoir religieux, concrétisée par la création d'institutions privées gérées en dehors de l'évêché. C'est avec la Réforme que se multiplient les associations civiles à l'esprit religieux, telles les Hospitalières de Lyon (1504), et les Visitandines, précurseures des infirmières visiteuses (1610). C'est Saint-Vincent de Paul qui ouvre la voie aux femmes soignantes non religieuses en créant, en 1633, les Filles de la Charité. Ce sont elles, avec d'autres ordres non soumis aux astreintes des règles monastiques créés à leur image, qui inaugurent ce qu'on appellera « les femmes consacrées ».

Le modèle des Filles de la Charité de Saint-Vincent de Paul s'appuie également sur une organisation hospitalière, mais en mettant l'accent sur une formation[2]. Saint-Vincent de Paul ouvrira la première école d'infirmières que le monde ait connue le 23 novembre 1663. Son but est d'adjoindre aux dames de charité recrutées exclusivement dans les milieux riches, des personnes plus humbles, capable de fournir aux pauvres et aux malades une véritable assistance professionnelle. Femmes laïques issues du « petit peuple » qu'elles connaissent bien, libres de se déplacer car non soumises à la clôture, elles assurent des fonctions de soins, d'enseignement, de conseil et deviennent au fil du temps de véritables « animatrices » de quartier et des personnes de référence.

4.2 La persistance de certains modèles

Malgré un certain rejet du savoir imposé par l'Église, les sœurs restent le véritable modèle pour toutes ces femmes non religieuses. L'état religieux étant considéré comme supérieur à l'état laïc, les sœurs donnent l'exemple de toutes les vertus chrétiennes. Notons que ce mode de valorisation sociale sera encore une référence en 1926 pour

1. Stinglhamber-Vander Borght Bernadette, *Ibid.*
2. Dubois Freynet Catherine, Perrin Georgette, *Ibid.*

l'infirmière ; c'est en fait l'identification des pratiques de soins aux femmes consacrées qui donnera sa première assise « professionnelle » au sens étymologique du mot « faire profession de... », rappel de profession de foi, de credo. Toute leur pratique repose sur un credo ; on est bien loin d'un métier, la prestation n'étant aucunement cernée ou identifiée mais s'alimentant d'une immense valeur idéologique.

Le message des Évangiles et de l'Église catholique propose une approche particulière du malade et produit en même temps une forme originale de soins[1]. Dans la tradition chrétienne, intervenir, soulager une souffrance est considéré comme un acte d'amour à l'égard du Christ, présent dans chaque homme, dans le besoin ou la détresse. Le catholicisme institue ainsi un corps symbolique commun dans lequel s'agrègent « corps du Christ », « corps de chaque fidèle », « corps de l'ensemble de la communauté ». Une telle symbolisation est d'autant plus fonctionnelle que la communauté chrétienne est soudée. Elle permet la production d'une conscience collective, d'une communion et d'une unité, une expérience sociale commune de fusion dans un symbole divin. La foi partagée fournit force et énergie vitale, elle est l'acte de croyance dans lequel l'homme puise ses ressources ; c'est cette foi qui guérit, et non la thérapeutique.

La guérison s'appuie sur un type de représentation sociale qui se réfère à une « efficacité symbolique » dans un contexte historique et culturel où la puissance de l'adhésion religieuse contraste avec l'état rudimentaire des connaissances médicales. Du reste, le savoir médical est lui-même imprégné des schémas de pensée catholique ; ainsi disséquer le cadavre d'un homme modelé à l'image de Dieu est un intolérable sacrilège. Dans ces conditions, la pensée empirique ne peut se développer qu'à travers une cohabitation avec les dogmes chrétiens.

À l'époque de la Renaissance, les écrits d'Amboise Paré (1510-1590) prennent la forme d'un compromis pour tenter de concilier les impératifs de la croyance et les règles de l'observation directe. C'est aussi à cette époque qu'on assiste à un ébranlement de la toute-puissance ecclésiastique, accompagnée d'une lutte contre la mendicité avec le refus d'une aide gratuite aux pauvres.

4.3 Une pratique qui divise et éloigne

Malgré le passage de l'économie de subsistance à l'économie de production, les soins donnés par les femmes consacrées ne font pas l'objet d'une évaluation. Puisque ces femmes sont au service de Dieu, de l'Église et des pauvres, leur service est donc gratuit[2]. C'est dans les murs des hôpitaux généraux que se transforme radicalement la conception des soins, celle-ci devenant le modèle social institutionnalisé et seul légitime des pratiques soignantes.

A priori, le mépris du corps aurait dû éloigner les femmes consacrées des soins qui, eux, ne peuvent être médiatisés que par le corps de chair, le corps sexué. Les soins au corps demeurent toutefois possibles parce qu'ils sont le support des soins spirituels. Les soins spirituels deviennent la raison d'être des soins au corps, ils en sont la finalité. Ceci modifie alors l'approche des soins. On assiste à une distanciation de

1. Saliba Jacques, Bon-Saliba Brigitte, Ouvry-Vial Brigitte, *Les infirmières, ni nonnes, ni bonnes*, Syros, Paris, 1993, p. 14.
2. Collière M.-F., *Ibid* p. 69.

plus en plus grande du corps, le corps de celles qui soignent n'étant plus le véhicule des soins mais leur âme, leur charité.
Parallèlement, le discours et l'exhortation, en professant ce qui est bon ou mauvais pour l'âme, se substituent aux soins concrets et pratiques – ces soins qui réclament le contact direct des mains et du toucher. Ceux-ci sont de plus en plus confiés à du personnel subalterne[1]. On peut voir là l'amorce du processus qui, après avoir amené les religieuses à laisser les soins du corps aux femmes consacrées, amènera les infirmières d'aujourd'hui à laisser ces mêmes soins aux auxiliaires infirmières que sont les aides-soignantes.
Soutenue par la prière, la ligne de conduite des femmes consacrées se projette entre les deux pôles d'un même axe : « **obéir-servir** », la soumission permettant le service. Servir les pauvres, les misérables et les nécessiteux est l'objet du service, mais c'est aussi rester pauvre avec eux. Pauvreté matérielle certes, mais également et peut-être encore, pauvreté du savoir, pauvreté du développement personnel, puisque soigner réclame d'abord de faire abstraction de soi, de n'être rien.
Toute source de connaissance autre que ce qui est prescrit par la règle est jugée pernicieuse ou portant atteinte à la pureté de l'esprit. Elle est donc prohibée. Tout questionnement, toute curiosité sont proscrites, toutes lectures autres que les lectures pieuses sont interdites. Seront donc bannis tous les soins de stimulation, les soins valorisant l'image du corps, les soins conviant le plaisir, ainsi que l'expression des émotions et le côté ludique des soins.
La position de l'Église fera, peu à peu, le lit du regard de la médecine sur le corps ; il deviendra un objet d'étude, en ignorant le vécu du corps. Ni la souffrance, ni la mort, ne seront pris en compte, encore moins la jouissance, mais seulement la pure corporalité.
Sur cette idéologie, et cette ligne de conduite d'obéir et de servir, s'édifiera le rôle qui servira de base au modèle professionnel. C'est un rôle forgé sur des relations dominant-dominé, étouffant toute initiative en imposant un respect immuable pour tous ceux qui prescrivent, dictent, savent, qu'ils soient prêtres, médecins ou administrateurs.
L'absence de créativité pour tous les soins d'entretien de la vie, leur minimisation et la centration des soins sur la souffrance, au détriment des soins centré sur ce qui vit, laisse le champ ouvert au développement de toutes les technologies de réparation de la maladie, sans contrepartie. Les conséquences en seront extrêmement dommageables, pour les personnes soignées comme pour les soignants.

5. Soigner de la Révolution au XIXe siècle

5.1 Des conflits de valeurs et d'intérêt

Après la Renaissance, des luttes permanentes vont opposer, jusqu'à la Révolution, les laïcs et les religieux pour définir les activités de soins et prendre le contrôle de leur organisation et de leur fonctionnement.[2]

1. Collière M.-F., *Ibid* p. 47.
2. Saliba Jacques, *Ibid* p. 22.

Les divisions et les affrontements portent sur l'élaboration des règlements et des statuts de la communauté. La conduite pas toujours désintéressée des sœurs est un autre objet de friction, entre ceux qui dénoncent les privilèges et les gains occultes et ceux qui prônent le laisser-faire, sachant que les communautés sont riches et que les institutions hospitalières ont également accumulées un patrimoine immobilier non négligeable. Par ailleurs, ces établissements qui accueillent une population hétéroclite, vagabonde, marginale ou mal intégrée en facilitent le contrôle social. Mais le conflit le plus virulent exprime, de façon endémique, une profonde divergence dans la façon de concevoir la vocation et l'engagement des religieuses, et par là même, leur activité au sein de l'institution hospitalière. En effet, les soins étant d'abord spirituels, une grande partie d'entres elles accordent de manière ostentatoire la prééminence à la méditation et à la direction des consciences, en négligeant le travail de soin ou en le laissant à du personnel subalterne.
De l'autre côté s'affirme une volonté administrative de veiller à la bonne gestion de l'établissement et à l'organisation des soins comme de l'hébergement. Cette détermination est renforcée par la montée dans l'hôpital d'un nouveau type de médecins, plus présents, avides de clinique, soucieux de formation, convaincus de l'efficacité d'une bonne thérapeutique ; ils exigent une application stricte et compétente de leurs prescriptions. Les religieuses, elles, défendent leur autonomie, s'alignent sur les principes de la communauté, cherchent à préserver la liberté de leur vocation et s'octroient confort et privilèges dans les murs de l'hôpital.
Ces deux orientations obéissent à des contraintes comme à des valeurs différentes. Des points de vue administratif et médical, il s'agit de veiller à ce que le service soit assuré, à ce que les besoins médicaux et matériels des hospitalisés soient pris en compte ; les religieuses, quant à elles, pensant avant tout à leur mission spirituelle.

5.2 Le progrès scientifique en marche

En cette fin du XVIIIe siècle, qu'on appellera plus tard l'époque des Lumières, la croissance des besoins en matière de secours, les progrès scientifiques et l'affirmation de la clinique remettent en question le consensus à l'égard de l'emprise institutionnelle et intellectuelle de l'Église sur les établissements de soins.
En 1772, un conflit qui se déroule au sein de l'Hôtel-Dieu met cette crise en plein jour. Il prend la forme d'un long « bras de fer » entre le chirurgien Dessault et la communauté des Augustines. Cet hospitalier, exerçant à plein temps avant la lettre, vivant dans les murs de l'hôpital, cherche à imposer la priorité à la thérapeutique dans les soins ainsi qu'une formation pour les élèves. Il se heurte à la résistance des religieuses, à leur refus d'appliquer les prescriptions médicales. Le combat mené par les médecins contre l'autonomie des sœurs et leur subordination exclusive à la Supérieure devient une lutte ouverte.
Dessault va obtenir gain de cause : sa victoire sera celle de la médecine et de la technique sur l'assistance charitable. Le travail des soignantes en sera profondément modifié. Dès lors elles ne pourront plus faire prévaloir leur fidélité à l'égard de leur communauté ou de leur croyance, ni une responsabilité unique envers leur foi et leur conscience. Elles devront désormais se consacrer prioritairement aux malades,

aux corps souffrants des soignés; et, surtout, elles devront se soumettre aux directives des médecins dans le nouvel espace clinique de l'hôpital.
Entre la fin du XVIIe et le début du XIXe siècle, la « médecine clinique » renverse la domination de la « médecine antique », la caricature de cela fut magistralement décrite par Molière dans *Le Malade imaginaire et Le Médecin malgré lui*[1]. Renouant avec la tradition d'Hippocrate, les cliniciens rétablissent le primat de l'observation au lit du malade, comme forme d'expérience, comme méthode d'analyse et de diagnostic, et comme pédagogie.
Il ne s'agit plus de dénommer mais de décrire des faits, comme le souligne à l'époque Georges Cabanis, médecin révolutionnaire, théoricien et auteur du mouvement clinique. À partir des observations et des expériences tirées uniquement des faits qui lui sont propres, s'élaborent des tableaux cliniques, des classes nosographiques et nosologiques. Le grand clinicien se distingue aussi par sa capacité à lire les signes sur le corps du malade et à les traduire en symptômes et en pathologies.
Ce cheminement intellectuel et pratique suppose de se distancier de la démarche magique ou religieuse ; une conscience d'un type nouveau se met en place. La prépondérance du spirituel dans la pratique des soins perd toute légitimité, puisqu'il ne s'agit plus de soigner une « âme », mais un malade « en chair et en os ».

5.3 Une organisation professionnelle s'installe

Vers une nouvelle idéologie de la santé

En consacrant simultanément l'installation de la médecine au cœur des hôpitaux et leur entrée dans une gestion laïque, la Révolution ouvre une nouvelle ère dans l'histoire des établissements de soins, et dans celle du personnel soignant. Une autre idéologie de la santé, une autre conception de la solidarité voit le jour. Les ordres religieux sont progressivement chassés des hôpitaux. En France, leur départ est progressif, entre la Révolution de 1789 et la séparation de l'Église et de l'État promulguée le 9 décembre 1905.

La prise en compte de l'environnement

L'environnement hospitalier est pris en compte, les bâtiments où s'entassent les miséreux déracinés ou les malades isolés de leur famille et de leur cadre de vie habituel sont regardés comme des lieux artificiels et de contagion, il faut donc les intégrer dans le projet thérapeutique. Les rites et les rythmes de l'institution s'organisent selon les critères de la clinique, avec ses contraintes d'observation et d'intervention thérapeutique, et selon les exigences de la nature biologique de l'homme.

L'administration des établissements

De son côté, la gestion des établissements fait aussi l'objet d'une recherche d'efficacité, on tente de les administrer en leur appliquant les règles du droit et celles de la gestion économique.

1. SALIBA Jacques, *Ibid* p. 28.

Le médecin comme figure de référence

Le médecin est le pivot de cette nouvelle organisation de la vie hospitalière, il y consacre un temps plus important, il y trouve des investissements professionnels nouveaux et son influence s'accroît. Il en retire aussi une image sociale prestigieuse, reconnu pour sa compétence, sa distinction sociale, il devient la figure de référence[1]. Clairvoyant sur les causes de son succès, il sait qu'il le doit autant aux malades soumis à son investigation qu'à sa science et à l'efficacité qu'elle procure. En questionnant chaque jour les patients, il examine les corps et découvre les personnes. En les auscultant, il associe dans une même relation traitement, recherche et enseignement. Redevable envers ces malades mieux connus, il exige en retour qu'ils soient mieux considérés. Nous sommes ici au cœur de ce que Michel Foucault appelle le « contrat hospitalier » : le pauvre donne son corps à la science clinique, en contrepartie de quoi on le soigne, et on le soigne d'autant mieux qu'il présente un cas intéressant ; le riche qui peut bénéficier de ce savoir, finance en échange les soins hospitaliers.

Le personnel soignant

Cependant, dès la Révolution se posera le problème du personnel soignant[2] : « La seule mesure décrétée par l'assemblée législative à l'égard des besoins hospitaliers fut la suppression des congrégations hospitalières. Le décret du 18 août 1792 déclara éteintes toutes les corporations religieuses, même celles vouées uniquement au service des hôpitaux et au soulagement des malades. Néanmoins, les mêmes personnes continueront comme ci-devant le service des pauvres et le soin des malades à titres individuels. »[3] La Convention ira plus loin : elle remplacera beaucoup de religieuses par des « citoyennes connues pour leur attachement à la Révolution » et vendra les biens des hôpitaux comme biens nationaux (loi du 19 mars 1794). Tout au long du XVIIIe siècle, il y aura diverses luttes, cependant les sœurs seront maintenues en grand nombre, en raison de la bienveillance des municipalités et de la quasi-gratuité de leurs services.

5.4 Le corps médical se structure

L'organisation des facultés

Les facultés sont regroupées en quatre écoles de médecine à Paris, Montpellier, Bordeaux, et Strasbourg, chacune étant rattachée à un hôpital, avec un enseignement pratique au lit du malade. Les diplômes deviennent nationaux et les chaires sont attribuées par concours. Le but explicite est de rendre homogène « l'art de guérir », d'en faire une activité d'élite sous l'égide de la compétence.
Les clivages et les hiérarchies de la période antérieure se trouvent alors abolis par la constitution d'un seul corps de médecins. L'État n'intervient que pour garantir la valeur des titres et pour protéger le monopole de l'exercice. Par l'affirmation des valeurs des compétences et de la responsabilité, les médecins s'arrogent le contrôle exclusif du contenu et des normes de leur activité, des critères de recrutement, de

1. SALIBA Jacques, *Ibid* p. 31.
2. MORDACQ Catherine, *Ibid* p. 12.
3. IMBERT Jean, *Les hôpitaux en France*, collection « Que sais-je », PUF, Paris, 1994, p. 36.

la nature comme de la conduite de leur formation. Ils se retranchent derrière le caractère ésotérique de leur savoir, en s'affirmant seuls capables d'évaluer les qualités humaines indispensables à l'exercice d'une mission considérée comme vitale. Bref, leur autonomie professionnelle et leur pouvoir deviennent incontestables.

La place du corps médical

À plus d'un titre, les médecins sont donc les grands bénéficiaires de ce bouleversement[1]. Ce milieu de petite et moyenne bourgeoisies, sans noblesse ni pouvoir sous l'Ancien Régime, accède maintenant aux grandes instances de l'État. Honorés et diplômés, les médecins exercent un rôle influent dans les administrations publiques et pèsent de tout leur poids sur celles de la santé. Ils trouvent dans l'unification de leur profession une puissance sociale et politique, et, surtout, construisent une identité professionnelle dont la force et la solidarité deviendront exemplaires.

Le corps médical tire également profit de la refonte idéologique et institutionnelle des établissements de soins, avec la nationalisation des biens de l'Église (1789) et celle des biens des hôpitaux (1794). Une gestion étatique et municipale se met en place. La légitimité du « service de Dieu et de ses fils » est remplacée par celle du « service public ». L'organisation hospitalière et le système d'assistance se dépouillent de leurs références religieuses, pour faire place aux valeurs de la laïcité et de la connaissance scientifique, favorables au progrès médical.

La définition d'une politique hospitalière

Cependant, la définition d'une politique hospitalière constitue un nouvel enjeu médical et idéologique et des clivages apparaissent. Lorsqu'il s'agit de définir des orientations : pour les uns, comme Liancourt, l'hôpital doit rester un lieu d'accueil et d'assistance pour les nécessiteux. D'autres, comme Guillotin (inventeur de la guillotine), veulent lui conférer une fonction essentiellement clinique et thérapeutique ; c'est cette orientation qui s'imposera.

À l'inverse, privées de leur piédestal religieux, les sœurs continuent d'assumer les soins hospitaliers mais perdent leur aura et leurs prérogatives. Aux côtés des servantes laïques et des filles de salles, les voici désormais employées subalternes, subordonnées aux médecins et à l'administration, reléguées au « service des citoyens » dans le besoin ; elles retrouvent leur appartenance aux milieux populaires.

Dans le même temps, va se poser la question du remplacement des ordres religieux soignants. En effet, tout au long des siècles, les religieuses ont été aidées par des personnels subalternes. Comme la majeure partie de la population, ils sont probablement illettrés, ils ne sont pas liés par des vœux – on l'a vu avec les femmes consacrées – mais ils sont là pour gagner leur vie. Lors de la disparition des ordres religieux, l'hypothèse la plus probable est qu'ils ont constitué un groupe professionnel. Mais ce groupe n'est ni organisé, ni soutenu par une règle communautaire, un statut social contraignant ou une formation.

Une coupure sociologique s'instaure alors au sein de l'hôpital : d'un côté les médecins, bourgeois cultivés qui s'imposent par leurs compétences comme des experts

1. Saliba Jacques, *Ibid* p. 32.

et négocient directement avec les autorités administratives des établissements ; de l'autre les administrés et les personnels d'exécution, gens du peuple, sans argent ni culture, souvent jugés vulgaires et immoraux.

6. Le XIXe siècle : laïcisation et professionnalisation

6.1 Évolution et transformation des rôles

Au moment où s'achève la Révolution, l'échec politique est patent, mais de nombreuses décisions ont modifié, ce qu'on appellerait de nos jours, la société civile. Menacés dans leur existence, les hôpitaux retrouvent une nouvelle raison d'être dans la médicalisation. En effet, ce siècle, entre invention et découverte, verra une véritable révolution médicale affirmée par Claude Bernard et la physiologie moderne, Pasteur et la microbiologie. C'est seulement la loi du 7 août 1851 qui donne à l'hôpital la personnalité morale. Il devient une entité juridique autonome, mais demeure cependant un centre d'hébergement à l'usage des indigents.
Ce n'est que dans la seconde moitié du XIXe siècle que la fonction de contrôle de la déviance et de l'exclusion devient secondaire au regard de l'apparition de la fonction soignante lié aux découvertes médicales. Sous des formes nouvelles, les ordres religieux retrouvent peu à peu faveur et importance, bien que les administrations recrutent intensivement parmi les catégories sociales sans emploi et sans instruction. Les sœurs du Bon Secours, au départ bénévoles laïques, initiatrices des visites de malades à domicile, se constituent en communauté religieuse. Les sœurs de Saint-Vincent de Paul acquièrent une réputation internationale en matière de soins hospitaliers. Les Servantes des Pauvres Malades des hospices de Lyon, quant à elles, incarnent une forme mixte qui réunit vocation religieuse et fonction hospitalière rémunérée. Elles sont constituées en communauté portant l'habit, mais elles ne sont pas congréganistes, elles ne prononcent pas de vœux et n'ont pas de supérieure.
Chez les protestants, les Diaconesses de Reuilly se recrutent dans les milieux non cultivés et cherchent à promouvoir leur propre éducation indépendamment des pouvoirs publics. Moins traditionnelles que les catholiques dans leur conception du rôle de la femme, elles sont accessibles au principe de son indépendance financière et professionnelle ; selon leurs vues, la soignante a pour devoir d'associer sa mission morale à une efficacité dans le travail, ce qui implique d'accorder la priorité à une formation adaptée.
À côté des filles du peuple, qui cherchent à allier convictions religieuses et emploi, des femmes de la bourgeoisie ou de l'aristocratie se consacrent à des actions d'aide et de secours pour témoigner de leur désir de sacrifice, de don de soi, et d'engagement moral et religieux. Cette implication, qui reste traditionnelle, rassemble surtout les éléments conservateurs d'une société en pleine transformation.

6.2 Naissance d'une profession

La montée de l'industrialisation et de l'urbanisation favorise l'exode des campagnes vers les villes, avec leur cortège de misères, de chômage et de désintégration sociale.

Dans ce mouvement de transformation sociale, l'institution publique hospitalière franchit de nouvelles étapes sur la voie de la modernisation, dans le contexte passionné de la séparation de l'Église et de l'État. L'achèvement de la laïcisation de l'hôpital est en cours. De plus, comme ailleurs en Europe occidentale, la vie politique et les découvertes en microbiologie modifient l'organisation hospitalière et favorisent la mise en place d'une politique d'hygiène sociale et de prévention des maladies.
Disposer d'un personnel formé capable d'appliquer les décisions thérapeutiques est devenu une nécessité. Or les religieuses sont peu formées aux techniques de soins, elles ne se plient pas toujours aux directives médicales et administratives, et continuent souvent à privilégier les soins de l'âme à ceux du corps. Par ailleurs, les employées laïques ne peuvent davantage satisfaire aux impératifs médicaux et administratifs. Illettrées, inexpérimentées, elles constituent une main d'œuvre instable et insatisfaisante.
La pratique clinique se transforme, elle s'enrichit des apports de la physique, de la chimie et de la biologie à ce moment-là en plein essor. L'investigation par le regard, la palpation et l'interrogatoire du malade, le développement de l'hygiène et de l'asepsie nécessitent du personnel qualifié pour assister les médecins. Il faut donc, pour remplacer les religieuses, constituer un corps de professionnelles du soin, répondant au double critère de la laïcité et de la compétence : c'est **l'acte de naissance de la profession d'infirmière.**

6.3 Amorce d'une formation

Dès 1877, l'État et le Conseil municipal de Paris exigent de l'administration de l'Assistance publique qu'elle mette sur pied des écoles d'infirmières. Divers hôpitaux organisent alors, dès 1878, des cours d'instruction élémentaire. Ils seront pris en charge par le Dr Bourneville d'une part, et la Croix-Rouge, d'autre part.
En avril 1878 est ouverte l'École de la Salpêtrière, puis suivent celles de Bicêtre, de la Pitié, de Lariboisière, puis d'autres établissements sont créés dans les principales villes françaises au cours des décennies ultérieures. Le développement de l'appareil de formation permet d'accomplir le renversement des valeurs ; le dévouement et le sacrifice de soi s'effacent derrière la connaissance et l'instruction technique[1].
La formation dure huit mois, elle s'adresse indifféremment au personnel peu instruit déjà en place dans les hôpitaux – souvent servantes, filles de campagne analphabètes – et aux nouvelles recrues mieux armées intellectuellement – filles de la bourgeoisie qui ne veulent plus se cantonner dans leur rôle familial traditionnel. Rappelons qu'à l'époque les seuls rôles reconnus aux femmes sont au foyer ou en religion.
Cependant, le nombre de soignants aptes à remplacer les religieuses reste encore très insuffisant et cela permet à la structure ecclésiastique de garder l'apanage des soins, situation qui n'évoluera en réalité qu'après la première guerre mondiale. Alors que l'objectif politique et la volonté sous-jacente auraient pu favoriser l'affirmation professionnelle, en France comme ailleurs, on retrouve les deux caractéristiques de dépendance et de soumission rappelant les modèles ancestraux de l'infirmière : la servante et la religieuse[2].

1. Saliba Jacques, *Ibid* p. 38.
2. Stinglhamber-Vander Borght Bernadette, *Infirmière - Genèse et réalité d'une profession*, Savoirs et santé, De Boeck, Bruxelles, 1994, p. 42.

Dans cette période marquée par le déclin de la gestion religieuse des hôpitaux et l'avènement du pouvoir médical, une redéfinition des contenus et des missions de l'activité du soin s'impose donc dans le sens des valeurs et de l'efficacité de l'organisation professionnelle. Trois cadres de référence vont peu à peu se dessiner, articulant de façon originale les trois dimensions successives de la fonction soignante : **religieuse, féminine et technique.**

6.4 Modèles fondateurs

Les « modèles fondateurs » initient, chacun à leur façon, une dynamique de professionnalisation qui sera reprise beaucoup plus tardivement par l'ensemble du milieu infirmier. Par-delà leurs références, ils codifient ensuite un corps de références et de valeurs communes qui restent toujours aujourd'hui constitutives de l'identité infirmière. Enfin, par leurs orientations différentes, ils produisent ou révèlent des clivages sociaux, éthiques, idéologiques, professionnels, qui, dans une large mesure, continuent de traverser le milieu infirmier actuel.
Ils existent différents modèles :

- le modèle **républicain** se caractérise par une intervention de type dirigiste, imposée de l'extérieur par les pouvoirs administratifs et médicaux. L'action conduite par le docteur Désiré Bourneville en est l'illustration. C'est lui qui impose, sous l'autorité du directeur de l'Assistance publique de Paris, la formation des infirmières comme une nécessité sociale et institutionnelle et place, du même coup, cette formation sous une double dépendance médicale et administrative ;
- le modèle **anglo-saxon**, porté par la personnalité charismatique de Florence Nightingale, fait référence comme exemple d'une dynamique initiée de l'intérieur, par le milieu infirmier lui-même ;
- entre ces deux logiques, un modèle de « **compromis à la française** » prend sa source dans les initiatives privées de la protestante Anna Hamilton et de la catholique Léonie Chaptal, dont la démarche vise à concilier l'autonomie professionnelle, l'héritage religieux et une reconnaissance par l'État et le corps médical[1].

6.5 Un changement venu d'Angleterre

Aux alentours de 1850, une autre source de recrutement apparaît. Elle est liée à de nombreux facteurs convergents : la laïcisation de l'instruction, l'apparition d'une classe sociale moyenne avec l'industrialisation, le développement d'une médecine scientifique, ainsi que l'ampleur des guerres et la création de la Croix-Rouge en 1863.

Un changement initié par Florence Nightingale

C'est d'Angleterre que provient le changement. Il prend naissance dans les pays protestants, peut-être à cause du grand manque de personnel de leurs hôpitaux publics[2]. L'agent de changement est l'anglaise Florence Nightingale (1820-1910). Le caractère exemplaire de l'œuvre de Florence Nightingale, le prestige attaché à sa

1. Saliba Jacques, *Ibid* p. 40.
2. Mordacq Catherine, *Pourquoi des infirmières ?*, collection « Infirmières d'aujourd'hui », Le Centurion, Paris, 1972, p. 14.

personne et son influence internationale tiennent au fait qu'elle a créé les conditions d'accès des infirmières au statut de professionnelles. La personnalité exceptionnelle de cette jeune aristocrate anglaise, mue par un « appel », au sens que Max Weber donne à ce terme, confère à son action une dimension charismatique[1].

Née en mai 1820, lors d'un séjour de ses parents à Florence – d'où son prénom – la jeune fille est éduquée dans une famille riche et influente. Son père, très cultivé, tient à faire d'elle une fille instruite et délicate, appréciée dans les milieux mondains. D'une intelligence remarquable, enthousiaste et méthodique, elle lit le grec et le latin, connait les mathématiques et parle plusieurs langues modernes. Mais peu à l'aise dans l'atmosphère conventionnelle et fermée de la haute société anglaise de l'époque, elle se révolte contre son éducation conservatrice et la vie privilégiée de sa famille pour se réfugier dans des rêves mystiques d'aide et d'assistance aux miséreux. L'Angleterre d'alors, sans ordres religieux, ne permet pas aux filles de l'aristocratie de se consacrer aux soins aux malades, réservés aux femmes de basse condition. Vouloir devenir infirmière, racontera-t-elle plus tard, « c'était pour mes parents comme si j'avais voulu me faire fille de cuisine »[2]. Dès lors, pour accomplir sa vocation et la rendre accessible aux jeunes filles de sa classe, elle fera tout pour réformer le *nursing*[3] et le réhabiliter socialement en l'ouvrant « vers le haut ».

Dans l'esprit de Florence Nightingale, cette valorisation ne peut être dissociée d'un projet d'émancipation de la femme, mais aussi d'un combat pour l'amélioration de la formation des soignantes ainsi que de l'état des hôpitaux, catastrophique à cette époque tant sur le plan de l'hygiène que sur celui de l'organisation et du matériel. La guerre de Crimée met en relief ses qualités morales et son sens de l'organisation en leur donnant une dimension héroïque. Son charisme est, dès lors, reconnu par toute la société anglaise. Refusant pour elle-même honneurs et récompenses, elle utilise son influence et ses relations sociales pour promouvoir sa cause.

On peut imputer au charisme de Florence Nightingale l'impulsion initiatrice du nursing moderne, car, bien qu'elle ait toujours souligné la dimension vocationnelle de la pratique infirmière, sa pérennité réside dans le caractère professionnel qu'elle lui a d'emblée conféré.

Faire de l'exercice infirmier une profession, au sens anglo-saxon du terme, suppose de définir comme activité spécifique les soins aux malades. En effet, dans la culture anglo-saxonne, la *notion* de profession implique l'existence d'un champ spécifique d'activité socialement valorisé, organisé et contrôlé par les professionnels eux-mêmes. Cette autonomie suppose une compétence reconnue, que garantissent une formation rigoureuse et une expérience approfondie. À l'époque, on en est loin !

Florence Nightingale parvient à toucher l'opinion publique et à persuader les autorités que les soins infirmiers constituent un « art » qui doit être élevé au rang d'une « profession disciplinée ». Elle fait réaliser également qu'il n'est pas indispensable d'être lié par des vœux pour la pratiquer avec science et conscience.

---

1. Weber Max, *Essai sur la théorie de la science*, Plon, Paris, 1968, p. 408.
2. Tooley A Sarah, *La vie de Florence Nightingale*, Fischbaccher, Paris, 1911.
3. « Ensemble de techniques et de soins destinés à assurer la propreté et le confort de quelqu'un qui a perdu tout ou partie de son autonomie ». *Grand Larousse Universel*, 1992.

Un mouvement de professionnalisation

En développant le principe d'un enseignement indispensable pour une dispensation de soins de qualité, elle se fait la figure de proue du mouvement de professionnalisation qui se répandra dans le monde entier. Son modèle de *nursing* devient vite une référence, les affinités culturelles entre les USA et l'Angleterre facilitent son implantation outre-Atlantique. En revanche, la possibilité de le transposer en France est fortement mise en doute. Un certain nombre de critiques sont émises, en particulier sur la conception élitiste du recrutement et de la formation peu conforme à la tradition française que défend Léonie Chaptal par exemple.

Une autre raison est que la France vit de l'idée d'être une nation plus éclairée et évoluée que les autres et que rien ne l'incite à accepter une réforme qui vient d'un pays étranger. Or, les hôpitaux de Paris dépendent à l'époque du ministère de l'Intérieur, par l'intermédiaire du Conseil municipal de Paris. À cause de leur position stratégique, ils vont peser sur l'évolution du service infirmier français.

Malgré les divergences, en ce qui concerne l'art infirmier, ce siècle peut être marqué d'une pierre blanche. Après des millénaires, c'est en effet la première fois que l'on observe un début de structuration professionnelle et l'affirmation de principes qui sont à la base de l'organisation actuelle de la profession. L'activité technique, scientifique et sociale a pris une très grande ampleur, qui ne fait que s'accélérer durant le xxe siècle.

7. Le xxe siècle : éclosion et structuration

7.1 Diversification des formations

Les formations privées

Au début du xxe siècle, si la fonction de soins reste encore un monopole des congrégations religieuses, il n'en est pas moins vrai que les structures laïques se développent sous l'influence de groupes privés.

Le docteur Anna Hamilton crée à Bordeaux en 1901 l'école de la « Maison de Santé protestante ». Elle est le prototype de la catégorie des institutions de l'époque qui se consacrent à la formation de jeunes filles de bonne éducation, possédant déjà une solide éducation scolaire.

Durant cette même période, une autre personne issue de la grande bourgeoisie française crée la Maison-école d'infirmières privées à Paris. Il s'agit de Léonie Chaptal, qui va participer activement à l'avènement de trois nouveaux concepts : la protection de la mère et de l'enfant, le développement du logement social et la lutte contre les grands fléaux sociaux[1].

1. Magnon René, *Léonie Chaptal, la cause des infirmières*, Édition Lamarre, Paris, 1991, p. 23.

Recrutant ses élèves plutôt au sein des milieux plus modestes, l'Assistance publique de Paris forme dans ses écoles un groupe opposé. Les rivalités s'installent, confortées par celles qui divisent le monde hospitalier dont elles dépendent traditionnellement, oppositions qui contribuent à freiner considérablement l'éveil d'un esprit de corps dans le milieu infirmier. C'est cependant par circulaire d'État que le « certificat d'aptitude professionnelle » est officialisé en 1902 et le rôle de « soins aux malades » reconnu spécifiquement. Sous l'impulsion de la Croix-Rouge française (créée en 1864), Marie Génin crée en 1908 l'École-hôpital des Peupliers, et Suzanne Pérouse en 1909, l'hôpital rue de la Jonquière. Les médecins prennent tout l'enseignement en charge, mais il y a des directrices infirmières à la tête des écoles. La Croix-Rouge française va multiplier les initiatives de formation et en 1912 les infirmières formées au sein de ses dispensaires-écoles dépassent les 6000. Elles s'engageront activement lors de la guerre de 14-18 dans toutes les formations du front, pour les soins aux blessés de guerre[1].
Après la première guerre mondiale, les problèmes médicaux et sociaux du pays mobilisent les acteurs de santé, l'action sociale se développe en faveur des plus démunis, des réfugiés et des enfants, l'action sanitaire se centre sur les problèmes d'hygiène et les épidémies (la tuberculose, par exemple). Au centre de ces actions en faveur du sanitaire et du social, la fonction d'infirmière s'affirme et se diversifie avec le développement du secteur extrahospitalier. Léonie Chaptal, par ses observations des besoins de santé de la population, oriente les soins infirmiers dans ce sens et conçoit une formation plus adaptée. Elle juge l'enseignement du Dr Bourneville insuffisant et propose un programme plus en rapport avec les besoins de santé de la société française[2]. En 1922, Léonie Chaptal est à l'origine de l'institution de trois brevets de **« capacités » permettant de porter le titre d'infirmière « diplômée d'État » :**

- **le brevet d'infirmière hospitalière ;**
- **le brevet d'infirmière visiteuse de la tuberculose ;**
- **le brevet d'infirmière visiteuse de l'enfance.**

L'existence légale du titre d'infirmière est ainsi fondée par ce décret. Celui-ci sera ensuite protégé par une loi de juillet 1943, modifiée et complété dans le Code de la santé publique par la loi du 8 avril 1946.
Ces formations sont revues en 1938, date à laquelle le diplôme d'infirmière est dissocié de celui de visiteuse, qui sera repris par les assistantes sociales (le décret du 28 février institue deux diplômes différents). Ce retour des infirmières derrière les murs de l'hôpital s'avérera un choix lourd de conséquences pour la profession.

7.2 Émergence de groupes professionnels

Cantonnées alors au monde hospitalier, les infirmières sont renvoyées sous la dépendance de ceux qui décident du *rôle infirmier*, à savoir des tâches qui leur sont déléguées ou attribuées en tant qu'auxiliaires médicales, de ses devoirs, et de ce qui est attendu d'elles tant par les médecins que par l'institution hospitalière, s'éloignant

1. Guillermand Jacques, « La vocation médico-sociale de la Croix-Rouge française », in *Revue internationale de la Croix-Rouge*, 76e année, n° 807, mai-juin 1994, p. 319.
2. Dubois Freynet Catherine, Perrin Georgette, *Le métier d'infirmière en France*, Presses Universitaires de France, Paris, 1996, p. 18.

par là même de ce que Florence Nightingale avait cherché à impulser, la notion de « soins globaux »[1].

Les trois groupes issus des modèles « religieux », « public » et « privé » constituant le corps infirmier français, ils vont donc coexister entre 1900 et 1950 tout en s'ignorant, car bien des points les séparent :

- **le choix de ce métier** et l'entrée dans ce groupe professionnel : pour les uns c'est par désir d'engagement personnel et l'entrée se fait par des vœux. Pour d'autres c'est pour gagner leur vie et l'entrée se fait par contrat avec une institution. Un troisième groupe est plus instable : il vient du désir d'exercer une profession honorable mais de le faire en attendant de se marier ;
- **le sentiment d'appartenance**, pour les uns à une congrégation religieuse, pour les autres à une administration, pour les derniers à une profession ;
- **la classe sociale,** très différente dans les trois groupes, est également une source d'antagonisme.

Cependant, ces trois groupes ont aussi des traits communs :

- **l'absence ou la modicité de compensation financière** pour les services rendus ; les religieuses par vœu de pauvreté, les infirmières des hôpitaux publics parce qu'elles ne sont pas considérées comme du personnel très qualifié, les infirmières des services privés d'œuvres bénévoles parce qu'elles trouvent méprisable de discuter rémunération ;
- **le fonctionnement basé sur l'obéissance,** quel que soit le bien fondé des ordres : obéissance religieuse, bureaucratique ou militaire ;
- **une faible valeur attachée à la formation professionnelle** (sauf dans le groupe privé), les qualités morales ou l'obéissance en tenant lieu.

Après la deuxième guerre mondiale, les hôpitaux publics, jusque-là réservés aux nécessiteux, étendent leur clientèle aux autres couches sociales. La médecine a besoin de services infirmiers plus nombreux et plus compétents pour pouvoir être réellement efficace. En 1946, le Code de la santé instaurera l'obligation de deux années d'études et de l'obligation d'un diplôme pour exercer cette profession.

La longue histoire des infirmières faite de dépendance, de soumission et de vocation constitue les fondements de la profession d'aujourd'hui. À partir de 1945, le processus de structuration professionnelle est en route, mais la diversité des groupes qui composent ce milieu ne facilite pas la cohésion. Aussi reprendrais-je l'hypothèse de Catherine Mordacq[2] pour expliquer l'évolution techniciste de cette profession à l'origine fondée sur des conceptions humanistes.

Devant l'hétérogénéité de la population soignante, les infirmières, sans en avoir clairement conscience, cherchent à combler les fossés séparant les trois groupes. Pour cela, il leur faudra développer un domaine de compétences professionnelles et un langage commun : tel sera le rôle dévolu à la « technique ».

La technique, vue comme un bien propre aux infirmières qui s'acquiert par des études, constituera le signe de ralliement. Cette technique recouvre surtout les soins pratiques, les gestes et des connaissances médicales abrégées. Dans peu de pays, comme en France, elle sera revendiquée avec autant d'exclusivité comme

1. Collière M.-F., « Une histoire usurpée.... l'histoire des femmes soignantes », in *Pour une histoire des soins et des professions soignantes*, Les cahiers de l'AMIEC, n° 10, 1988, p. 34.
2. Mordacq Catherine, *Pourquoi des infirmières ?*, collection « Infirmières d'aujourd'hui », Le Centurion, Paris, 1972, p. 18-19.

la propriété des infirmières, car c'est au nom de la technique que les différences pourront être reniées.
La vocation, attribut inséparable de l'image de cette profession, sera rejetée à cause de sa confusion inévitable avec les ordres religieux, avec le célibat, et au nom de l'insuffisance de formation et de rémunération. Les soins non techniques seront dévolus à d'autres catégories de personnel sans (ou avec peu de) formation, car ils sont identifiés à des groupes de servants.
Le corps médical ne peut se passer d'auxiliaires. Il soutiendra alors le développement de la profession dans ce sens, et, malgré l'étroitesse du terrain d'entente, le rapprochement se produira ; la profession d'infirmière prendra peu à peu corps et existera en tant que groupe professionnel.

7.3 Naissance de l'hôpital moderne

En un temps où misère, maladie et infirmité sont étroitement associées, les hôpitaux sont surtout des lieux d'asile. Les médecins en sont presque absents et le plus grand remède est avant tout de nourrir les malades. Mais le pouvoir royal s'inquiète de cette population marginale qui peut troubler l'ordre public.

Création de l'Hôpital général

En 1656, le pouvoir royal crée, à Paris, l'Hôpital général qui regroupe, sous une administration unique, les divers établissements destinés aux infirmes, aux malades pauvres, aux mendiants ainsi qu'aux vieillards de la capitale, tous poursuivis et internés par une milice particulière : les archers des hôpitaux. La bienfaisance se double donc de contrôle social[1].
Au cours de la Révolution, l'influence de l'Église décroît à l'hôpital. Alors que s'impose l'idée d'une responsabilité de l'État en matière de santé, commence à se substituer à celle des pouvoirs publics, celle des communes. À partir du XIXe siècle, sa vocation médicale s'affirme, bien que sa fonction première soit toujours l'assistance aux indigents de la commune.

Création des centres hospitalo-universitaires

Peu à peu, l'hôpital se spécialise dans le curatif et dans la médecine de pointe – carrefour de la recherche, de l'enseignement et des soins – et apparaît bientôt comme le pivot du système de santé.
Dans cette seconde moitié du XXe siècle, les politiques de la santé et le dispositif hospitalier connaissent d'autres bouleversements. La clinique cède le pas aux sciences fondamentales et à la technologie médicale, l'administration des soins et la prise en charge des soignés se plient aux contraintes d'une organisation rationnelle. L'ordonnance[2] « relative à la création de centres hospitaliers et universitaires, à la réforme de l'enseignement médical et au développement de la recherche médicale » est publiée le 30 décembre 1958. Elle rapproche définitivement les facultés de médecine

---

1. Voir Foucault M., *Histoire de la folie à l'âge classique*, Gallimard, Paris, 1961.
2. Aubert Jean Pierre, « L'hôpital Français en mutation », in *L'hôpital à vif*, Revue Autrement, n° 109, Septembre 1989, p. 65.

et les centres hospitaliers en créant des « centres hospitalo-universitaires » chargés d'assurer soins, enseignement et recherche. Elle unifie le recrutement des médecins de ces CHU, qui accéderont à leur double fonction hospitalière et universitaire par un concours unique. La fameuse « voie royale » de la médecine se met en place, créant à l'intérieur même du corps médical une nouvelle élite. Une fraction du corps médical accède ainsi à une position dominante dans la profession par l'intermédiaire des progrès scientifiques en matière de diagnostic, la thérapeutique restant globalement encore empirique[1].

Mais, au fur et à mesure que les thérapeutiques gagnent en efficacité, elles perdent leur caractère personnalisé. On exige du système de santé qu'il soit « performant » tant sur les plans économique, scientifique et technique que social et humain. Le malade devient « client » et sa demande se fait d'autant plus pressante que le système de sécurité sociale nouvellement mis en place lui assure la couverture nécessaire à des soins performants.

L'hôpital en mutation

D'institution caritative, l'hôpital se transforme très rapidement en un centre de « médecine curative » financièrement rentable. Le nombre de lits disponibles croît très rapidement et l'équipement médical s'adapte sans cesse pour répondre à une véritable escalade des « besoins » et donc de la demande. Le droit aux soins, dont le citoyen a pris conscience au début du siècle, se transforme en effet en un sentiment utopique d'un « droit à la santé ». Cette transformation est encouragée et entretenue par le système de sécurité sociale qui, revers de la médaille, engendre simultanément un processus d'irresponsabilité dans la consommation des biens de santé. Cette irresponsabilité est présente tant chez les bénéficiaires que chez les prestataires et contribue à une escalade des coûts que la communauté ne peut plus supporter, les pouvoirs publics cherchent alors des moyens de contrôler l'activité hospitalière.

Ce développement hospitalier a pour corollaire l'augmentation des besoins en soins infirmiers, tant en quantité qu'en qualité. Par ailleurs, la diminution des religieuses et l'application de la législation du travail confirment une pénurie d'infirmières que l'on peut qualifier d'endémique. Devant ces réalités, les autorités publiques et privées maintiennent un personnel auxiliaire au sein des équipes de soins hospitaliers. Malgré l'apparente nécessité d'une réelle compétence, elles continuent à organiser le service infirmier selon l'image traditionnelle d'une équipe peu qualifiée ; position que les infirmières ne parviendront pas, hélas, à influencer.[2]

La répartition des pouvoirs dans les centres hospitaliers

Bien que les différentes réformes hospitalières (de 1970 à 1992) cherchent à humaniser les hôpitaux en améliorant les conditions d'accueil et à moderniser les structures en créant des départements hospitaliers, le « fonctionnement féodal » de l'hôpital est en réalité très peu modifié. La structure hospitalière reste aux mains

1. Broclain Dominique, « La médecine générale en crise », in *Les métiers de la santé*, col. Anthropos, Paris, 1994, p. 133.
2. in B. Stinglhamber-Vander Borght, p. 96.

des médecins qui ont dû, bon gré mal gré, céder une partie de leurs pouvoirs aux administratifs, sur la pression des impératifs de gestion et de rentabilité.
La répartition des pouvoirs ne s'effectue pas sans conflits et l'État cherche à faire contrepoids au corporatisme des médecins en essayant de contrôler la démographie médicale, et en renforçant le rôle et l'autorité des directions administratives.
En 1992, un service infirmier est institué pour regrouper l'ensemble des personnels qui participent à la mise en œuvre des soins infirmiers ; sa direction est confiée à un directeur du service infirmier (fonction qui n'est toujours pas dans les faits une direction à part entière) ; chaque établissement est doté d'une commission du service de soins infirmiers, composée des représentants des différents collèges professionnels et qui est consultée sur l'organisation générale des soins, leur évaluation et la politique de formation.
Les structures donnent ainsi progressivement une place « consultative » aux infirmières et tentent de leur donner une représentation dans le système de santé. Cependant, responsabilisées en pratique mais non en droit, les infirmières restent de fait soumises à la tutelle des médecins et de leur administration. Dans le même temps, alors que, fait nouveau, le milieu infirmier dans son ensemble prend en charge une réflexion sur la nature et le degré d'autonomie de son champ professionnel, l'identité infirmière apparaît à la fois plus mobile et plus incertaine.

7.4 Un long chemin vers l'autonomie

Le chemin pour se dégager de notre passé de dépendance est encore long ; l'histoire nous montre comment la profession d'infirmière a été, et est toujours subordonnée à la profession médicale (au point que, pour certains auteurs, il ne s'agit encore que d'une semi-profession). Les infirmières sont toujours formées dans une perspective biomédicale et technologique (la présence des médecins dans la formation des étudiantes est toujours très importante). Il est vrai qu'après des siècles de déconsidération pour faire reconnaître une valeur et des compétences, l'identification au modèle médical était l'option la plus facile.
Mais ce choix de la « technique » apparemment valorisante va éloigner les soignantes du chevet du malade, et ce, d'autant plus facilement que les soins dit « de base » peuvent être délégués à du personnel moins qualifié. En faisant cela, on s'éloignera progressivement du sens réel des soins. Si, en m'inspirant de Marie-Françoise Collière, je peux dire que « soigner, c'est soutenir ce qui est vivant chez l'autre », alors on voit combien l'évolution vers la technique et l'auxiliariat médical, en introduisant la confusion entre soigner et traiter au point de réduire l'un à l'autre, a éloigné le corps infirmier du fondement originel des soins.
Tout au long de l'histoire des soins infirmiers apparaît une confusion qui a encore cours aujourd'hui : celle de l'identification de la prestation de soins au personnage de l'infirmière. Identification d'autant plus aisée que, comme le souligne Pascale Molinier dans sa thèse, le métier d'infirmière est le seul métier connu entièrement construit par des femmes[1].

---

1. Molinier Pascale, *Psychodynamique du travail et identité sexuelle*, Thèse de psychologie, CNAM, Paris, 1995.

En effet, le lourd héritage d'un passé à la fois médical et religieux a forgé l'image de la « bonne infirmière » (bonne étant pris dans les deux sens du terme), image derrière laquelle se profile le mythe de l'éternel féminin à la fois convoité et banni, qui a été, et est encore, plus souvent qu'on ne l'imagine le référent de la pratique soignante[1]. L'infirmière a longtemps été assimilée à cette pratique, au point d'avoir de 1922 à 1978 définit juridiquement la profession d'infirmière par la définition de l'infirmière. C'est l'infirmière qui se trouve assimilée aux soins qu'elle prodigue, au point d'être confondue avec eux. C'est alors la conception de ce qu'elle doit être qui oriente ce qu'elle doit faire, et non la nature de la prestation en soins infirmiers. Ce mythe fusionnel est à la source d'une grande insatisfaction en raison de la difficulté d'acquérir une maîtrise et une capacité d'expliciter la raison et la nature de la prestation infirmière : les soins. Notons au passage que l'on retrouve la même confusion lorsque nous nommons « science infirmière » ce qui est en réalité une « science des soins » *(voir chapitre 2 page 35)*.

Les infirmières n'ont pas posé elles-mêmes les bases de leur savoir, et la formation ne remplace pas non plus les savoirs acquis par ceux et celles qui prodiguent les soins. Ce qui est professé, c'est ce que d'autres ont décrété être des savoirs. Ce qui a été déterminé, tant par les programmes de formation que par les textes officiels, c'est ce que les infirmières doivent faire ; c'est donc un rôle et non pas une fonction. En leur assignant un rôle subalterne tout au long de l'histoire, on a figé les infirmières en prescrivant leur pratique, en déterminant l'exécution de celle-ci, en rédigeant les manuels chargés de les instruire, en dictant leurs règles de conduite, en façonnant leur comportement dans le sens de l'obéissance et de la soumission. On a peu à peu forgé et fixé ce rôle de façon à les maintenir assujetties à la place sociale qui leur fut attribuée au fil des siècles.

Sortir de cet enfermement dans un rôle nécessite de pouvoir expliciter la nature des soins infirmiers. Car c'est la nature de la prestation qui détermine la fonction. Cela demande d'aborder les situations de soins en s'interrogeant sur la nature des soins. C'est-à-dire, en-deçà et au-delà des traitements (centrés sur la maladie ou le handicap), d'identifier ce qui est à prendre en compte pour maintenir, compenser, développer, conforter les capacités de vie, et de là, déterminer la nature des soins afin de les mettre en œuvre.

8. Le XXIe siècle : aujourd'hui une profession ?

L'origine de l'actuelle difficulté de la profession à se situer, à se défendre, à se valoriser, est dans l'histoire. L'évolution doit donc passer par un certain nombre de conditions, où la constitution en une profession à part entière et l'élaboration d'un « savoir infirmier » vont être les étapes indispensables vers une réelle autonomie. À l'aube du XXIe siècle, c'est le défi qui nous est proposé. Trois avancées significatives vont nous aider dans cette évolution.

1. Collière M.-F., « Identité infirmière... mythe, rêve ou réalité », in *Soins*, n° 645, mai 2000.

8.1 La réforme des études des paramédicaux

Une réforme profonde de la formation des paramédicaux est en cours. Elle présente plusieurs aspects et doit être comprise dans son ensemble pour en lire toutes ses facettes et en mesurer les impacts sur les professions elles-mêmes, mais plus largement sur les modes d'organisation et d'exercice des professionnels de santé.

Des diplômes directement liés à des compétences professionnelles

Le premier but de cette réforme est bien de modifier les contenus et l'ingénierie pédagogique des formations pour l'ensemble des paramédicaux. Personne ne remettait en cause la qualité de la formation pour ces professions, mais il était nécessaire de les revisiter dans un esprit correspondant à la manière actuelle d'écrire les diplômes. En effet, la loi du 17 janvier 2002[1], en instituant un répertoire national des certifications professionnelles (RNCP) en même temps que la possibilité d'acquérir les diplômes par la voie de la validation des acquis de l'expérience (VAE), a transformé l'écriture des diplômes en France et surtout la manière de les positionner en relation plus directe et plus affirmée avec les compétences professionnelles exigées.
L'obligation de lisibilité dans la forme de l'écriture des diplômes a engendré une véritable réflexion de fond, réalisée avec les professionnels concernés sur les activités et les compétences de chacun des métiers et sur le type, la nature et les niveaux de savoirs nécessaires à chacun des exercices. La méthode participative utilisée afin de légitimer la démarche et de l'inscrire dans la culture professionnelle a permis d'ouvrir un large débat sur l'ensemble des professions paramédicales en y insérant, par étapes, des questions essentielles : comment ouvrir des diplômes touchant des professions réglementées à la validation des acquis de l'expérience ? Comment prévoir des parcours professionnels et des passages plus faciles entre les diverses professions ? Faut-il envisager un lien avec la réforme de l'enseignement supérieur et comment le faire pour des professions dépendant de l'enseignement professionnel ? Est-il nécessaire, et si oui dans quels domaines, de prévoir des nouveaux métiers ou des fonctions d'expertise attachées aux métiers existant ? Etc.

La validation des acquis

La mise en place de la validation des acquis de l'expérience s'est d'abord faite pour les aides-soignants et les auxiliaires de puériculture, mais sans grande réforme de la formation. *A contrario, la réingénierie du diplôme d'État d'infirmier*[2] a engendré une réforme importante tant dans la construction du diplôme et ses modalités pédagogiques que dans les perspectives offertes, notamment grâce à la liaison effectuée avec les diplômes de l'enseignement supérieur. Ce diplôme, pour des raisons liées en particulier à la directive européenne, ne pourra faire l'objet d'une acquisition par la voie de l'expérience. Mais ceci ne devrait pas poser le même problème pour les autres, la situation spécifique de chacun des diplômes étant examinée au fur et à mesure des travaux de réingénierie.

1. Loi n° 2002-73 du 17 janvier 2002 de modernisation sociale, articles 134 et suivants.
2. Arrêté du 31 juillet 2009 relatif au diplôme d'État infirmier.

8.2 Une profession basée sur les compétences et non sur des actes

Le fait d'écrire, pour l'ensemble des professions paramédicales, des référentiels de compétences éclaircit notablement la lisibilité des missions de ces professionnels. Les zones de compétences communes, les ressemblances et les spécificités de chacune des professions apparaissent de manière plus lisible et compréhensible par tous. Les impacts sur la « coproduction » du soin, vocable souvent utilisé mais sans bien en cerner le contenu, devraient être sensibles.

Combiner savoirs et savoir-faire dans l'action pour agir dans une situation en vue d'obtenir un résultat, voilà rapidement tracée la définition minimale de la compétence sur laquelle s'est produit un accord. L'Europe, dans l'un de ses documents préparatoires[1], assortit cette définition de progression en y incluant l'idée que plus la situation devant laquelle se trouve une personne est complexe et inconnue, plus la compétence se doit d'être élevée, exigeant ainsi de cette personne plus d'autonomie dans son champ d'action.

La loi, en instituant un droit nouveau, celui de pouvoir faire valider ses « acquis de l'expérience », montre ainsi comment l'activité est elle-même génératrice de compétences et de connaissances qui peuvent alors être reconnues comme diplôme ou partie de diplôme. C'est une véritable inversion de forme et de fond, une « révolution » au sens propre du terme, puisque ce dispositif permet à des personnes ayant, dans leur parcours de vie, choisi d'abord l'activité et le travail de faire reconnaître l'investissement qu'elles y ont mis et valoriser leurs connaissances acquises en obtenant le diplôme qu'elles n'ont pu passer précédemment.

La recherche, avec les professionnels eux-mêmes, des contenus de formation qui sont accrochés en référence aux compétences, et qui s'inscrivent aussi dans une logique disciplinaire, pose la question des contenus de leur propre champ disciplinaire. Qu'écrire dans les contenus de formation sur le thème « sciences et techniques du métier, fondements et méthodes » ? Des contenus ont été trouvés, ils mériteront d'être revus lorsque les travaux de recherche dans ces champs-là seront plus nombreux et que des savoirs nouveaux pourront être intégrés comme références de base.

Les modalités pédagogiques de l'acquisition du diplôme d'État d'infirmier ont foncièrement changé, elles mettent l'étudiant dans un rôle plus actif, l'incitant, au travers notamment du portfolio établi au cours des stages, à réaliser lui-même une analyse de sa progression. Dans cette optique, le rôle des acteurs de terrain est valorisé, car ce sont eux qui vont évaluer l'acquisition des compétences des étudiants. Les directions des instituts de formation sont en première ligne pour piloter la réforme, et les formateurs se trouvent devant un nouveau rôle plus proche de l'accompagnement des parcours et de la progression des étudiants que dans des apports didactiques que ceux-ci trouveront notamment sur Internet et auprès des universitaires.

1. Document de travail de la commission vers un cadre européen des certifications professionnelles pour la formation tout au long de la vie ; Bruxelles, 8/7/2005 SEC(2005) 957 ; « Ce concept est donc utilisé de façon intégrative, exprimant la capacité de l'individu à combiner, de manière autonome, de façon tacite ou explicite et dans un contexte particulier, les différents éléments de connaissances et de compétences qu'il possède. La dimension d'"autonomie" est essentielle au concept car elle sert à distinguer les différents niveaux de compétence. »

8.3 Des diplômes en lien avec des grades universitaires[1]

Les professionnels souhaitaient depuis des années un rapprochement de leur formation avec l'université. Après de nombreux débats, le choix a été fait de maintenir les diplômes dans le champ de la santé, et de leur donner une reconnaissance universitaire. Ainsi chaque diplôme voit son contenu travaillé avec les professionnels du diplôme[2], des experts médicaux, et des enseignants universitaires. Puis, avec les responsables de l'enseignement supérieur, il convient de décider du niveau de la reconnaissance. C'est ainsi que le diplôme d'État d'infirmier permet à son titulaire d'obtenir en même temps un grade de licence[3].

Les diplômes paramédicaux vont alors entrer dans la mouvance de ce qu'il est convenu d'appeler les « **accords de Bologne** », c'est-à-dire des travaux et recommandations qui ont présidé à la réforme de l'enseignement supérieur dans toute l'Europe, et que la France a traduit dans des décrets d'avril 2002[4] introduisant dans la réforme dite licence-master-doctorat (LMD). Ceci permettra deux choses : la poursuite des études dans d'autres pays, c'est un des buts fixés par ces accords européens, et la possibilité de continuer des études universitaires en grade de master pour les étudiants qui le souhaitent.

Les infirmiers vont de ce fait bénéficier d'une refonte de leur salaire, puisque le niveau de licence est reconnu comme permettant l'accès à la catégorie A dans la fonction publique en France.

Cette réforme introduit un nouveau partenaire dans la formation des paramédicaux : l'université. Les enseignants-chercheurs devront assurer certains enseignements dans les instituts de formation (40 % environ du total des enseignements pour les infirmiers). Ils seront présents dans les commissions de validation des crédits européens et dans les jurys d'attribution des diplômes. Par ailleurs, le souhait des universités de travailler avec un nombre limité d'interlocuteurs a conduit à demander aux instituts de se rassembler par région académique en un Groupement de coopération sanitaire[5] (GCS) pour passer convention avec les universités. Les instituts de formation sont ainsi tenus à une certaine harmonisation des modalités d'organisation et de la mise en œuvre de cette formation au travers des projets pédagogiques.

Il a été convenu de valider la formation infirmière en grade de licence, correspondant aux trois années de formation, et à l'acquisition des 180 crédits européens inscrits dans la maquette. Nul n'ignore le débat, encore présent, sur la question de l'entrée complète des infirmiers dans le système universitaire. Mais cet accord permet à ce stade, tout en permettant l'accession au monde universitaire, de valoriser le diplôme d'État et son aspect professionnel, de protéger les instituts de formation en soins infirmiers en gardant les formateurs sur leur champ de compétence, et de maintenir

1. Je me suis inspirée ici des articles et travaux de Marie-Ange Coudray, conseillère pédagogique au ministère chargé de la santé de 2003 à 2010.
2. Il s'agit des représentants syndicaux, associatifs et des personnes qualifiées du métier.
3. Arrêté du 31 juillet 2009 relatif au diplôme d'État d'infirmier.
4. Décret n° 2002-482 du 8 avril 2002 portant application du système français d'enseignement supérieur dans la construction de l'espace européen de l'enseignement supérieur. Arrêté du 23 avril 2002 relatif aux études universitaires conduisant au grade de licence.
5. Circulaire interministérielle N° DHOS/RH1/DGESIP/2009/202 du 9 juillet 2009 relative au conventionnement des instituts de formation en soins infirmiers (IFSI) avec l'université et la région dans le cadre de la mise en œuvre du processus Licence-Master-Doctorat (LMD).

les diplômes paramédicaux dans le champ géré par le ministère chargé de la santé. Cette construction permet de poser ensuite des niveaux « master ». Les métiers liés à une plus grande coopération professionnelle, qu'ils soient d'expertise, de pratique avancée ou de clinique infirmière, peuvent alors s'élaborer sur une base solide à la seule condition de s'établir à partir de la définition d'un référentiel d'activités et de compétences capable de présenter le différentiel de niveau entre le métier de base et celui qui nécessite la construction d'un diplôme de niveau sensiblement plus élevé. Actuellement, le défi est là car il s'agit, dans la création de masters spécifiques[1] amenant à des métiers qui n'existent pas encore, de se projeter suffisamment dans l'avenir pour imaginer les compétences et les référentiels d'activité dans un champ encore peu développé comme celui de la clinique en soins infirmiers.

8.4 Représentation nationale, l'Ordre infirmier

La nécessité de créer un ordre infirmier s'est imposée au fil des années devant le morcellement de la représentation des infirmières face aux pouvoirs publics. En effet, associations et syndicats ne représentant qu'un petit nombre d'infirmières (2 % d'infirmières syndiquées), ils ne pouvaient ni les uns ni les autres revendiquer une réelle représentation du monde infirmier. L'idée de la création d'un ordre se plaçant à la fois comme représentation incontestable des infirmières en tant que groupe social et comme interlocuteur privilégié du ministère était donc sur le fond une idée juste.
La loi n° 2006-1668 du 21 décembre 2006 a donc créé un ordre national des infirmiers, portant à 28 le nombre d'ordre infirmiers dans le monde, le plus ancien, celui du Canada, datant dxe 1945. Dans certains pays, ce sont encore des groupements ou associations qui ont la charge de ses missions. En créant l'Ordre national des infirmiers, le législateur a souhaité confier à une institution indépendante toutes latitudes pour lui permettre d'assurer la promotion et la défense de l'ensemble de la profession infirmière, quel que soit sa pratique, son mode d'exercice, sa région.
L'Ordre infirmier est un ordre professionnel. Sa définition précise et ses missions varient suivant chaque pays, sa fonction est différente et complémentaire de celle des syndicats. Dans les principes fondateurs, l'Ordre infirmier représente l'ensemble de la profession. Chargé de maintenir l'éthique et la déontologie de la profession d'infirmier, l'Ordre s'assure de la compétence de ses membres. Il se charge également de représenter les professionnels sur le plan administratif et juridique.
Cette structure professionnelle donne aux infirmières la possibilité d'être partenaires et interlocutrices véritables dans les instances où se prennent des décisions qui les concernent ; à elles d'en faire un réel outil de développement de leur profession.

Comme on a pu le voir dans ces pages, l'histoire des soins et celui des infirmières se confond parfois. Je n'ai eu aucune prétention à l'exhaustivité en écrivant ce chapitre, et n'étant pas historienne de formation, il va sans dire qu'il s'agit là de ma propre lecture de l'histoire appuyée sur des sources documentaires que j'ai voulues le plus large possible, mais qui néanmoins restent partielles.

1. Master en Sciences infirmières, Université Aix-Marseille (2009) et Master en Sciences cliniques en Soins infirmiers, Université Versailles Saint-Quentin (2011).

Chapitre 2
La question de la clinique

Cette partie vise à montrer comment, depuis la naissance de la médecine clinique avec Hippocrate, l'avènement de la médecine scientifique et les transformations de la société ont modifié peu à peu le regard sur la santé et la maladie et ont influencé les soins. D'une prise en charge des premiers « soins infirmiers » dévolue aux femmes à une tentative de professionnalisation qui a suivi l'évolution du modèle médical, la transformation est peu à peu passée d'une prise en charge des malades à une prise en charge des maladies. Les soins infirmiers y ont peut-être perdu leur âme, source profonde du malaise des infirmières, mais nous allons voir comment l'émergence de la clinique infirmière est une voie pour retrouver par-delà le temps, l'essence même des soins infirmiers.

1. Brève histoire de la clinique : origine, naissance, rapprochement pluridisciplinaire

Comme nous le dit Marie-Françoise Collière, la clinique naît au départ de la nécessité de cerner, de circonscrire le foyer du mal, et d'opérer une séparation physique pour traiter ou éradiquer ce qui peut faire mourir, mais, au risque de ne plus avoir de regard sur tout ce qui vit encore, sur ce qui peut faire vivre, sur ce qui donne sens à la vie. C'est pourquoi, cerner, circonscrire le foyer du mal deviendra la préoccupation première du médecin et donnera lieu à **la naissance de la clinique. À l'origine, notre terme** *clinique* vient du verbe *grec klino* (se pencher, être alité) d'où est venu le mot *klinikos*, qui désigne le médecin qui visite les malades alités : il se penche sur l'homme alité. Notons d'ailleurs que les termes impliquent une certaine réciprocité dans les attitudes : celui qui se penche, celui qui est alité, et qui se tourne vers le médecin qu'il a appelé à son aide. L'art clinique existe et va se développer pour aider le malade[1].

1.1 Genèse de la clinique, la médecine hippocratique

Une pratique fondée sur l'observation clinique

L'histoire de l'art médical remonte à Hippocrate, comme nous l'avons vu dans le chapitre précédent, avance en « considérant ce qui est saisissable par l'intermédiaire de la vue, du toucher, de l'ouïe, de l'odorat, de la parole – ce que l'on peut parvenir

1. Millet Louis, « La clinique : histoire, théorie et pratique (la science infirmière) », in *Recherche en soins infirmiers*, n° 34, Septembre 1993.

à discerner par tous les moyens à notre disposition »[1]. Vaste programme, toujours valable, dans lequel il faut souligner l'importance des termes « discerner » et « tous les moyens à notre disposition ». Considéré comme le « Père de la médecine », ce médecin grec du ve siècle avant J.-C. s'est vu crédité d'une biographie semi-légendaire et d'une œuvre énorme aux contours mal définis.

L'étude de ces textes, connus directement ou par l'intermédiaire de commentaires, a nourri jusqu'au milieu du XIXe siècle la théorie et la pratique médicale. Sans doute la soixantaine d'écrits conservés sous son nom ne peut avoir été entièrement rédigés par Hippocrate en personne, ni même par ses disciples de l'école de Cos, certains traités proviennent d'autres horizons ou sont plus tardifs, mais l'essentiel est antérieur à Aristote et forme, en dépit de divergences indéniables, un noyau ancien et globalement cohérent qui permet de définir une pensée hippocratique.

À Cos, Hippocrate fonde une pratique basée sur l'observation clinique systématique du malade ; c'est à ce titre que l'on peut dire aussi qu'il est le fondateur de la clinique. Il édifie une classification des pathologies avec recherche étiologique et pronostique dont la rigueur et la rationalité sont fondées sur une démarche scientifique. Composée de plus de soixante traités, le *Corpus* contient les grands principes de la médecine hippocratique :

- l'idée de nature opposée à la conception surnaturelle du mal ;
- l'homme appréhendé comme une unité organisée, incorporée à l'ordre du cosmos ;
- la maladie comme un désordre de l'ordre matériel du corps.

Dans sa sémiologie, Hippocrate intègre les notions de maturation et de crise qui évoquent une appréhension dynamique de la maladie en termes de réactions de défense et de catharsis ; les métaphores qui reviennent le plus souvent sont celles de la lutte et du combat. La maladie, plus ou moins puissante, plus ou moins rapide, s'attaque à un malade plus ou moins résistant, et le traitement du médecin doit combattre la maladie pour que le malade puisse échapper à l'attaque du mal. Soigner c'est s'opposer à la maladie. Mais, pour soigner, la médecine hippocratique propose une vision de l'homme située dans son rapport à l'univers qui l'entoure, c'est-à-dire en prenant en compte toutes les influences du milieu dans lequel il vit, et en situant la santé comme un état d'équilibre, un compromis permanent.

La prise en compte d'une dimension humaine

Hippocrate considère la médecine dans une perspective générale et le malade dans ses aspects particuliers. Dans la pratique quotidienne, cette dimension humaine se manifeste de manière générale sous trois aspects : la douceur dans le traitement, les prévenances à l'égard du malade et le dialogue avec le médecin. Comme on peut le voir dans les écrits anciens, Hippocrate constitue une médecine naturaliste et lui confère un statut de discipline indépendante reposant sur une doctrine, une méthodologie et une déontologie de la pratique dont l'esprit traversera les siècles jusqu'à nous.

1. Formarier Monique, « Méthodologie la science d'hier à aujourd'hui », in *Recherche en Soins Infirmiers*, n° 24, 1991, p. 66.

1.2 Le clivage, l'école de Cnide

Deux conceptions opposées de la médecine

Mais le *Corpus* n'est pas homogène[1], tous les écrits ne sont pas d'inspiration hippocratique ; il existait aussi d'autres écoles, notamment celle de Cnide, célèbre pour ses chirurgiens. Le travail était centré sur la lecture des symptômes locaux, la détermination des maladies par organes et non, comme à Cos, sur les signes généraux. Organiciste et localisatrice, la médecine cnidienne enregistre et donc multiplie nombre d'affections mais ne cherche pas à en comprendre la nature. Alors qu'à Cos on s'appuyait sur la nature pour endiguer le mal et l'évolution de la maladie, à Cnide la thérapeutique consistait surtout en vomitifs, purgatifs, saignées et drogues composées, sans tenir compte, nous dirions aujourd'hui, des effets secondaires des traitements.

G. Baissette considère que le clivage entre la conception organiciste de la médecine, où ce qui prime est la pathologie, et la conception humaniste, où l'intérêt se porte sur l'homme malade, a sa source dans l'opposition des deux écoles hellènes. L'œuvre d'Hippocrate n'a pas porté les fruits immédiats qu'on pouvait espérer. Les notions d'unité du corps et d'effort spontané de l'organisme malade vers la guérison disparaissent avec Platon et Aristote, mais les deux courants, de Cos et de Cnide, se retrouvent tout au long de l'histoire de la médecine.

La clinique marquée par deux grandes périodes

Depuis cette origine, on peut distinguer deux grandes périodes[2] dans la construction de la clinique :

- la collecte et parfois la synthèse des faits, œuvre de l'école d'Hippocrate où trois tendances se sont affrontées :
  - les « empiristes », auteurs de catalogues disparates de phénomènes,
  - les « spéculatifs », dont le désir d'intelligibilité allait à des thèses abstraites sur les quatre éléments, les quatre humeurs, etc.,
  - les « expérimentaux », qui furent les vrais disciples d'Hippocrate de Cos, recherchant les faits significatifs, s'efforçant de valider leurs hypothèses grâce à un va-et-vient entre les faits et les thèses ;
- à partir de Galien surtout, commence un temps qui dure encore et qui d'ailleurs, se préparait dans la troisième tendance hippocratique : celui de la création des sciences auxiliaires de l'art médical. Avec Galien, c'est l'anatomie et la physiologie qui priment, viennent ensuite de nombreuses disciplines élaborées au fil des siècles.

1.3 Naissance de la clinique

La clinique comprend donc ce qui se fait au lit du malade et est constituée de l'ensemble des moyens nécessaires à l'examen d'un patient.

---

1. Baissette Georges, *Aux sources de la médecine*, Thèse de médecine, Paris, 1931.
2. Millet Louis, « La clinique : histoire, théorie et pratique (la science infirmière) », in *Recherche en soins infirmiers*, n° 34, Septembre 1993, p. 5.

Mais au-delà de cette apparente simplicité, et comme le dit Michel Foucault [1], « à qui voudrait en faire l'inventaire thématique, l'idée de clinique apparaîtrait sans doute chargée de valeurs assez floues ; on y déchiffrerait probablement des figures incolores comme l'effet singulier de la maladie sur le malade, la diversité des tempéraments individuels, la probabilité de l'évolution pathologique, la nécessité d'une perception aux aguets, inquiète des moindres modalités visibles, la forme empirique cumulative et indéfiniment ouverte du savoir médical : autant de vieilles notions depuis longtemps usagées et qui formaient déjà, à n'en pas douter, l'équipement de la médecine grecque ».
La médecine moderne a fixé d'elle-même **sa date de naissance** vers les dernières **années du** XVIIe siècle[2], mais la clinique est antérieure. L'enseignement au lit du malade, tourné vers le diagnostic et le pronostic dépoussiéré du latin livresque a déjà fait ses preuves[3]. Cette première « clinique », celle des serviteurs de la tradition d'Hippocrate qui énumèrent la litanie des signes et des symptômes, qui interrogent le pouls, les urines, les selles, la langue, les ongles, la toux, mais aussi qui classent et qui comparent, c'est celle qui jusqu'après la Révolution servira de fondement à la médecine moderne.
La nouveauté, au début du XVIIIe, c'est la destruction des institutions d'enseignement où péroraient la routine et le byzantinisme. L'essentiel de l'apprentissage est rejeté dans les hôpitaux et ce cadre facilite l'association de l'observation clinique et de l'autopsie éventuelle. À partir de là, l'enseignement médical se transforme complètement, le discours médical est passé au crible du libre examen, les élèves peuvent juger pronostics et médications, et, en cas de malheur, vérifier scalpels à la main le bien-fondé des opinions magistrales : disséquer permet de localiser.

1.4 Introduction des sciences expérimentales

La clinique et l'anatomie

Le premier effet de ces changements est **le rapprochement pluridisciplinaire**, trait d'union entre anatomie et clinique ; ce courant est soutenu par Dumas à Montpellier, Bichat, Pinel et surtout Corvisart à Paris. Ils mettent au point une nouvelle méthode, perfectionnent la technique de la percussion héritée du viennois Auenbrugger, développent l'auscultation directe, codifient des procédures d'investigation, qu'ils contrôlent éventuellement par des autopsies. Ils créent une science du diagnostic positif et différentiel. Avec Laennec et Dupuytren, ils deviendront les leaders de l'école anatomoclinique française. Cette coordination entre la clinique et l'anatomie pathologique se retrouve de manière visible dans les travaux d'aménagement de certains hôpitaux : salle de pathologie, amphithéâtre d'anatomie et salle d'opérations.

La physique et la chimie

Parallèlement, et profitant des bouleversements intellectuels, d'autres rapprochements pluridisciplinaires s'esquissent ; aux yeux des pharmaciens, des hygiénistes, des physiologistes même, la physique et la chimie font figure de phare, et d'abord du point de vue

1. Foucault Michel, *Naissance de la clinique*, Presses Universitaires de France, Paris, 1997, p. 14.
2. *Ibid*, p. 8, préface.
3. Léonard Jacques, *La médecine, entre les pouvoirs et les savoirs*, Collection historique, Aubier, Paris, 1981, p. 23.

de la méthode. Bichat veut élever la médecine à la dignité des sciences expérimentales : « La médecine fut longtemps repoussée du sein des sciences exactes, elle aura droit de leur être associée, au moins pour le diagnostic des malades, quand on aura partout uni, à la rigoureuse observation, l'examen des altérations qu'éprouvent nos organes.[1] » Certains se tournent donc vers la physique et surtout la chimie, Chaptal et Fourcroy analysent la bile, Deveux et Parmentier le sang et le lait. Dans leur sillage s'édifie une chimie des « fluides muqueux », des tissus, des os, à coté de la chimie des poisons et des remèdes. On leur doit les progrès de l'hygiène et de la désinfection, la frontière entre la pharmacie et l'hygiène est de plus en plus ténue et s'articule, grâce à Fourcroy, avec la chimie et la biologie. Celui-ci introduit dans l'enseignement de la médecine des sciences rigoureuses et expérimentales (chimie médicinale, physique des appareils et instruments, pharmacie des plantes et des drogues).

Ce mouvement se développe tout au long du XVIIIe et du XIXe siècles et donne peu à peu à la médecine son statut de science, mais s'éloigne du même coup de « l'art médical » prôné par Hippocrate. À partir du XIXe siècle, la médecine doit beaucoup à Georges Cabanis, sa conception des rapports du physique et du moral va profondément influencer le physiologiste en Bichat et l'aliéniste en Pinel. À l'époque[2], le corps médical est tout disposé à admettre que des rapports de réciprocité sillonnent la vie organique, la vie mentale et la vie sociale.

Tout praticien peut observer, à son niveau, les liens complexes – mystérieux le plus souvent – qui se tissent, de l'attraction physique à l'affinité chimique et de là en direction de l'instinct, puis de l'intelligence. Presque tout ce qui est physiologique paraît modifiable par la pensée, à presque tous les sentiments correspondent des ressorts organiques. À cette époque, le psychique et le somatique sont encore très liés dans l'esprit des médecins. En cette fin du XIXe siècle, ce qui fait progresser la médecine n'est pas proprement médical, ce sont les autres sciences et l'essor de l'université qui ont permis l'invention du microscope, la construction de bases scientifiques solides en chimie, physique, biologie, etc.

La médecine expérimentale

En effet[3] au milieu du XIXe siècle, au moment ou la clinique commence à s'essouffler, un autre courant, appuyé sur les concepts de la physique et de la chimie, prend le relais : celui de la « médecine expérimentale » de Claude Bernard. Elle considère que la maladie, la lésion, sont dues à des altérations fonctionnelles dont on peut repérer clairement les mécanismes et les effets en chaîne.

L'épidémiologie se développe avec la découverte des germes responsables d'infection comme l'anthrax mis au jour par Louis Pasteur en 1860. Ces travaux sur les causes des infections et la découverte des germes responsables permettent d'identifier pour la première fois l'origine de nombreuses maladies[4]. Les conséquences des découvertes bactériologiques sont considérables pour la prévention comme pour la thérapeutique, un pas décisif est franchit par la médecine sur le plan de l'efficacité comme de la connaissance. Pour la première fois, on peut identifier l'origine de nombreuses « maladies ».

---

1. Cité par Jacques LÉONARD, in « La médecine, entre les pouvoirs et les savoirs », p. 29.
2. J. LÉONARD, *Ibid* p. 29.
3. ADAM Philippe et HERZLICH Claudine, *Sociologie de la maladie et de la médecine*, Édition Nathan Université, Paris, 1994, p. 29-30.
4. FREIDSON Eliot, *La profession médicale*, Payot, Paris, 1984, p. 32.

1.5 Un socle épistémologique fondé sur l'analyse

La révolution scientifique va résider, en médecine comme ailleurs, dans le maître mot « d'analyse ». Sur le plan pratique et positif, les médecins de l'époque font de « l'analyse » la méthode logique, inductive, des découvertes scientifiques. Cabanis appartient à la classe des sciences morales et politiques de l'Institut de France, « section de l'analyse des sensations et des idées ».

La démarche procédera alors toujours de la même manière : il faut d'abord décomposer les apparences, recenser les symptômes, passer en revue les circonstances, en remontant éventuellement dans le passé, puis glisser des effets aux causes, c'est-à-dire classer les signes les plus instructifs en fonction des analogies les plus courantes, des combinaisons les plus fréquentes, des implications les plus probables. Cette induction comporte un risque, elle vaut ce que vaut l'expérience du savant, sa culture, son coup d'œil. C'est ainsi que, peu à peu, appuyé sur l'analyse et l'expérimentation, se construit le savoir médical.

C'est aussi de ce point de vue que l'on a pu déclarer que la clinique est à la fois une science et un art : elle étudie non pas des maladies mais des organismes malades, et elle doit donc apprécier les modifications que les différences individuelles inhérentes à chaque organisme impriment nécessairement à la maladie dont il est affecté. Elle se distingue ainsi de la pathologie, science théorique des maladies générales[1].

Ce que l'on peut constater au cours de cette longue construction de la clinique et du savoir médical c'est que les deux courants initiés par l'École de Cos et par celle de Cnide se sont, selon les époques, dépassés alternativement, au fil des découvertes scientifiques et des hommes qui les ont soutenus, pour aboutir à ce qu'est notre médecine d'aujourd'hui : une médecine[2] qui souvent soigne une maladie et non un malade (c'est-à-dire un homme inscrit dans une trajectoire sociale et individuelle) ; une médecine qui repose essentiellement sur une physique de l'homme assimilant le corps à une machine sophistiquée ; une médecine où l'homme, dans son identité propre occupe une place anonyme dans un édifice de connaissance et d'action.

Le socle épistémologique de la médecine repose sur l'étude rigoureuse du corps, mais d'un corps coupé de l'homme, mis en apesanteur, perçu comme réceptacle de la maladie. Ce dualisme méthodologique nourrit encore de nos jours les pratiques et les recherches médicales qui ont construit ce savoir, sur lequel repose toute la médecine occidentale en consacrant l'autonomie du corps et l'indifférence du sujet qu'il incarne.

2. Construction d'une clinique en soins infirmiers

2.1 Art ou science ?

Le problème posé dès l'origine se retrouve aujourd'hui : soigner, est-ce une science ou un art ? Ou à la fois science et art ? « Il n'y a de science que du général de

1. Millet Louis, *op. cit.*, p. 6.
2. Le Breton David, *Anthropologie du corps et modernité*, 4e éd., Sociologie d'aujourd'hui, PUF, Paris, 1998, p. 188-189.

l'universel », disait Aristote, mais il n'y a de réalité que de l'individuel, et la clinique doit être la saisie du singulier.

On retrouve ici une volonté de ne pas réduire l'homme à un objet d'expérimentation, et un souci de reconnaître l'originalité et l'unicité de l'individu. C'était déjà l'idée d'Aristote, comme on peut le lire dans le premier chapitre de sa *Métaphysique* : « Si on possède la notion sans l'expérience, et que connaissant l'universel, on ignore l'individuel qui y est contenu, on commettra souvent des erreurs de traitement, car ce qu'il faut guérir c'est l'individu. »

Ce que l'on appelle aujourd'hui « clinique » répond à ce principe aristotélicien, car, ainsi que l'écrit M. Formarier[1], « toute démarche clinique vise l'étude d'un cas en situation et en évolution », mais cela soulève différents questions :

- théoriques : si la clinique est l'étude approfondie d'un cas, peut-on fonder une science sur la singularité, et plus encore l'homme peut-il devenir l'objet d'une science dont il est lui même le sujet ?
- méthodologiques : comment « épuiser » un cas ? Car en analysant des situations, nous les simplifions, alors que le réel est composé d'une multitude de facteurs non maîtrisables et non appréhendables ;
- le nombre de variables est tellement important qu'il est difficile de les séparer. De ce fait les principes explicatifs pour un même contenu peuvent être contradictoires, d'où la tentation de construire des outils d'analyse de plus en plus précis, de chercher à standardiser, à systématiser, à objectiver. Mais si la science est recherche et tentative d'objectivation, alors la clinique pourrait devenir scientifique. Qu'en serait-il alors de l'intuition subjective dans une rencontre singulière ?

On voit bien entre quels pôles oscille la clinique. Sa construction, médicale d'abord, puis infirmière, ne va pas sans aléa. Au-delà des aspects théoriques, cette construction repose à la fois sur une démarche et sur une pratique. La clinique commence par l'examen de chaque patient et s'efforce d'aller d'un point d'origine particulier et empirique vers une confrontation des singularités du patient avec le discours universel de la pathologie.

Il est évident que sans la démarche clinique, nul ne peut savoir à l'avance quels troubles habitent le malade ; il faut l'apprendre peu à peu, c'est-à-dire le découvrir[2]. La démarche clinique n'est jamais naïve. Elle présuppose toujours le savoir et le savoir-faire clinique, c'est de l'examen du patient qu'elle tire ses connaissances. Elle repose donc sur trois éléments : la sémiologie, le diagnostic et le traitement.

2.2 La sémiologie

Les signes sont les éléments recueillis par l'examen clinique et susceptibles de contribuer au diagnostic. Ils résultent d'une recherche active du clinicien, et de la constatation d'une chose plutôt que d'une autre. Cela présuppose que, pour donner

1. Formarier Monique, « Méthodologie la science d'hier à aujourd'hui », in *Recherche en Soins Infirmiers*, n° 24, 1991, p. 67.
2. Jovic Ljiljana, « Différenciation entre praticien, expert, clinicien », in *Recherche en soins infirmiers*, n° 34, Septembre 1997, p. 17.

un sens à un signe à partir d'une observation, il faut avoir intégré la normalité. Un examen clinique nécessite donc :

- un savoir sémiotique : c'est-à-dire connaître la réponse normale sans laquelle on ne peut repérer la différence, ni le plus petit écart à partir duquel le signe existe ;
- un savoir-faire : palper, examiner, regarder, écouter, sentir, en sachant que la plupart des signes sont polysémiques, ils possèdent plusieurs sens. Les examens complémentaires (biologiques, radiologiques, endoscopiques, etc.) suivent la même méthode que la clinique et constituent un tout avec elle. Ils permettent d'affiner ce qui est possible, de saisir au-delà de la clinique pure, au-delà de la perception des sens.

2.3 Le diagnostic

Ce terme, nous dit le Larousse, vient du grec *diagnôsis* et signifie d'abord connaître mais aussi *distinguer*, *reconnaître*, *identifier*. Il est défini comme l'art de reconnaître les maladies par leurs symptômes et de les distinguer les unes des autres.
Daniel Lagache indique : « Le diagnostic apparaît comme le compromis entre deux exigences de la pensée : assimilation de la réalité à des schémas préexistants et accommodation des schémas préexistants à la réalité. » C'est une démarche qui comprend un double mouvement, à la fois déductif et inductif.

2.4 Le traitement

C'est l'aboutissement de la démarche clinique. Il consiste en la mise en œuvre de l'ensemble des moyens employés pour guérir ou atténuer une maladie ou une manifestation morbide.
La démarche clinique se fonde sur une complémentarité entre la pratique et la théorie[1] et sur un mouvement dialectique entre le général et le singulier, car en ce qui concerne l'homme, le passage par la singularité est obligatoire.
Comme on a pu le voir, c'est dans le domaine médical que la clinique est le plus accomplie, ceci pour des raisons historiques, sociales, et culturelles. Cependant, toute discipline, tout savoir, peuvent avoir une orientation clinique. La démarche clinique impose de se référer à un champ précis dont on connait au moins le pourtour. Elle impose des savoirs spécifiques et elle demande, avant de se développer, un travail épistémologique important.

2.5 Une histoire de « dépersonnalisation »

Mais l'histoire nous montre deux choses : que le savoir médical s'est construit sur la clinique, mais que ce savoir est un savoir sur l'organisme. Il fait de l'individu un double sans importance. La médecine[2] repose sur une étude rigoureuse de la biologie et du corps, en détachant celui-ci de l'homme souvent perçu comme un intrus avec lequel le médecin doit composer. La maladie n'est pas toujours perçue ou traitée comme la souffrance propre d'un individu inscrit dans une société et un temps donné, mais plutôt comme la faille anonyme d'une fonction ou d'un organe.

1. Jovic Ljiljana, *Ibid*, p. 18.
2. Lebreton David, « Douleur et soins infirmiers », in *Recherche en soins*, n° 53, p. 17.

Pour mieux agir sur la maladie (et souvent avec efficacité) la médecine hospitalière « dépersonnalise » la maladie et néglige souvent l'épaisseur de l'homme, son cheminement personnel, son contexte familial ou relationnel, son angoisse, pour considérer essentiellement « le mécanisme corporel » qu'il donne à voir. Cette conception conduit d'ailleurs le malade à se déposer passivement entre les mains du médecin et à attendre que le traitement fasse son effet. Sa pathologie est autre chose que lui, son effort pour guérir, sa collaboration active ne sont pas toujours considérés comme essentiels. On demande au malade d'être confiant et docile, et non pas d'être partie prenante dans le processus de la cure.
C'est dans cet espace, entre la médecine et l'individu, que la clinique infirmière va trouver à la fois sa place et sa légitimité.

3. Entre sciences médicales et sciences humaines : la clinique infirmière

En France, la clinique infirmière se développe difficilement depuis une dizaine d'années. Partie d'initiatives privées, elle cherche à s'imposer dans le milieu professionnel en s'appuyant sur les modèles anglo-saxons dont l'ancienneté est plus grande. Il est nécessaire de clarifier ici ce qu'on appelle « clinique infirmière » en France, de déceler la problématique en jeu dans ce mouvement, de retrouver l'apport des pays anglo-saxons et en particulier du modèle canadien, et d'évoquer quelques conditions indispensables pour le développement de ce champ d'activité.

3.1 Problématique

Depuis une vingtaine d'années est apparu, dans la profession d'infirmière, un discours sur la prise en charge globale des malades, sur la conception holistique de la santé, sur la nécessité d'une démarche scientifique pour donner des soins de qualité. Non que cela n'existait pas auparavant en terme de pratiques de soins, mais il s'agissait d'un niveau de réflexion individuelle. Ce qui est nouveau aujourd'hui, c'est la prise de conscience collective.
Ce mouvement s'est peu à peu développé dans le milieu soignant, en parallèle et parfois même en opposition avec les pratiques médicales hospitalières, davantage centrées sur la pathologie et la recherche que sur les personnes à soigner. Ce discours est particulièrement soutenu par une catégorie d'infirmières que l'on appelle « infirmière clinicienne » ou « cadre clinicien », ou même encore « spécialiste clinique ». Si leur point commun est la référence à la clinique infirmière, leurs pratiques peuvent être assez différentes selon le lieu d'exercice, la position dans le système hospitalier et le niveau de formation. Actuellement, des pratiques diverses sont réunies sous un même vocable. Néanmoins, cette référence est défendue comme s'il était évident que la clinique infirmière existe et que tout le monde parle de la même chose.
La question est d'importance. En effet, de quoi s'agit-il quand nous parlons de « clinique infirmière » :

- d'un champ de savoirs spécifiques, que seules certaines posséderaient, comme un expert, en quelque sorte ?

- d'une position particulière dans les structures de soins, entre les malades les médecins, les équipes et l'administration, un médiateur pour que la parole circule par exemple ?
- d'un regard différent posé sur les personnes en souffrance, qui va aider à réinscrire ce moment dans une histoire singulière et peut-être lui redonner sens, un réparateur, au sens de Goffman[1] ?

Alors expert, médiateur ou réparateur, un champ, une position ou un regard, la question demeure : comment clarifier ce que serait la « clinique infirmière » ?

3.2 Les savoirs spécifiques

Il est possible de constater qu'il existe dans les structures de soins, au-delà des savoirs portés par le corps médical, un savoir expérientiel peu formalisé, qui s'appuie sur des pratiques soignantes que j'appellerais « souterraines ». Il s'agit ici non seulement de l'ensemble de conseils, recettes, remèdes dit « de bonne femme », qui circulent depuis toujours entre soignants et soignés, mais surtout des connaissances, des façons de faire, fruits des observations et expérimentations réalisées par les infirmières visant à soulager les malades et se transmettant oralement le plus souvent, sans formalisation ni reconnaissance particulière.

On peut penser qu'une part des savoirs utilisés dans ce qu'on appelle la clinique infirmière – connaissances sur les effets de la maladie, vécu psychique et somatique, langages du corps, soulagement de la douleur, accompagnement vers la mort – serait une résurgence dans notre siècle des pratiques ancestrales de soins utilisées par les femmes soignantes depuis l'Antiquité, et que l'évolution techniciste de la médecine a laissé dans l'ombre. On peut imaginer aussi que le champ de la clinique aurait du mal à se définir et se formaliser, car il trouve son origine dans ces savoirs ancestraux transmis dans une tradition orale et basés sur des savoirs empiriques et expérientiels.

La tentative actuelle est de construire ce savoir scientifiquement. Il s'agit de répondre à une nécessité à la fois identitaire et économique, mais se heurte à des difficultés, liées à l'origine de ce savoir. En effet, celui-ci semble issu de pratiques anciennes actuellement peu usitées, car le milieu où elles pourraient l'être, l'hôpital, est entièrement dominé par la pensée médicale scientifique qui laisse peu de place à autre chose.

Ce savoir est vécu souvent comme dangereux, car il échappe au contrôle médical ; pour exister, il doit donc être expérimenté de façon souterraine, ce qui le rend difficile à évaluer et à formaliser. Or, la question du savoir est centrale puisque c'est sur le savoir que s'appuient les professions : sans savoir reconnu, il n'existe pas de profession. Mais, par ailleurs, ce sont les pratiques qui engendrent les savoirs : sans pratiques reconnues, pas de savoir.

Difficile, dans ces conditions, de construire des outils pour formaliser un savoir pratiqué. Ceci nous renvoie, d'une certaine manière, à la position des femmes soignantes au Moyen Âge exerçant leurs connaissances en cachette de l'Église pour ne pas être brûlées comme sorcières. Actuellement, les risques d'être brûlées sur la place publique sont moindres ; il n'en reste pas moins que des interdictions, de l'hostilité, voire des sanctions, persistent.

L'enjeu de la clinique infirmière est de retrouver un pouvoir thérapeutique direct indépendant et complémentaire du pouvoir médical pour initier d'autres façons de

1. Goffman Erving, *Asiles*, Les éditions de Minuit, Paris, 1968, p. 375.

soigner. En cherchant à se doter d'autres modèles et d'autres savoirs que médicaux, le corps soignant infirmier installe donc, sans le vouloir vraiment, un contre-pouvoir qui se joue institutionnellement et répète les luttes du XIXe siècle entre le pouvoir religieux et le pouvoir médical.

Par le biais de la clinique infirmière, ce sont donc toutes les luttes dont les soins ont été l'enjeu depuis l'Antiquité qui resurgissent dans notre siècle. Ce dont il est question aujourd'hui, c'est toujours le « pouvoir de guérir », la maîtrise de la vie et de la mort, la tentation de l'omnipotence et le vieux fantasme de « toute-puissance », au cœur de la question de soigner qui sans cesse nous travaille.

4. Le champ de la clinique infirmière

En ce qui concerne les soins infirmiers, la référence du champ d'exercice est le soin au patient, et non la maladie. La clinique infirmière obéit aux mêmes règles de construction que la clinique médicale et repose aussi sur une démarche et sur une pratique permettant l'élaboration de savoirs spécifiques.

4.1 Qu'est-ce que soigner ?

Les soins infirmiers englobent un large domaine qui mérite que la question du soin soit éclaircie. Le mot *soin* est issu du verbe latin *soniare* et signifie *s'occuper de*. Le verbe soigner est un des verbes qui se conjugue à la forme passive, pronominale et active : être soigné, se soigner, soigner. Ces trois formes décrivent bien les étapes de notre vie qui nous amènent de la dépendance à l'autonomie, puis à nous occuper des autres. En suivant M.-F. Collière, je dirais que soigner c'est soutenir ce qui est vivant chez l'autre. On voit que l'acception est large et nous pose les questions : où commencent et où se terminent les soins infirmiers ?

4.2 La clinique infirmière, position et regard

Le champ d'activité des infirmières

La définition du champ d'activité des infirmières est une question qui a été temporairement résolue lorsque celles-ci se sont recentrées sur les soins techniques, en laissant un certain nombre d'activités à d'autres professionnels, comme on l'a vu dans le chapitre précédent. Mais au-delà des nécessités dues à l'évolution de la médecine et des structures hospitalières, les textes officiels, depuis la loi de 1978 et le décret de mai 1981 (relatif à l'exercice de la profession d'infirmière), ont encouragé cette évolution poursuivie par les décrets suivants (1984, 1993, 2002, sur l'exercice infirmier). Les programmes de formation ont suivi cette évolution jusqu'au programme de formation paru en 2009.

Un rôle propre et un rôle sur prescription

La loi de 1978 donnait à l'infirmière (et non pas aux soins infirmiers) une définition de son rôle en lui reconnaissant un rôle sur prescription (fonction médicale) et un rôle propre (fonction soignante). Au passage, on peut d'ailleurs s'interroger sur cette

notion de « propre » pour un rôle, terme qui, à ma connaissance, n'existe dans aucun autre métier et qui sous-entendrait qu'il existe « un rôle impropre ».
Malgré cette réserve, reconnaissons que la notion de « rôle propre » consacrait une rupture avec le passé et plaçait le milieu infirmier dans une position d'occuper une certaine zone d'autonomie, même si celle-ci pouvait apparaître comme une petite concession[1], le pouvoir restant aux mêmes mains, le domaine étant « concédé ».
La loi du 31 mai 1978 reconnaissant ces deux aspects de la fonction de l'infirmière, il devenait obligatoire de définir par décret l'activité infirmière (décret du 12 mai 1981), les soins, et particulièrement ceux du rôle propre. En réclamant[2] la promulgation d'un rôle propre, les infirmières cherchaient la reconnaissance d'une zone d'autonomie ou d'indépendance dans l'exercice de leur pratique. Si le contenu de ce rôle paraissait clair pour certaines, il demeurait flou pour la majorité. La seule évidence pour tout le monde était que le champ de responsabilité de l'infirmière s'élargissait. Son exercice ne dépendait plus exclusivement de la prescription médicale mais relevait en partie de sa propre décision.

Le rôle propre : une ouverture à la clinique infirmière

Cette reconnaissance officielle a ouvert aux infirmières la possibilité de penser. Jugées capables de prendre des décisions elles sont donc, du même coup, autorisées à penser, au sens « Engelsien » du terme, c'est-à-dire à se livrer à une délibération ayant pour résultat un certain nombre de jugements et de prises de décisions pour l'action. Car ce rôle propre est difficilement imaginable, hors de toute activité de pensée et de pensée « propre » de surcroît, c'est-à-dire différenciée de la pensée médicale.
Cet espace ouvert par les textes permet l'émergence de la clinique infirmière, même si les choses sont plus floues dans la pratique quotidienne des infirmières. Un des premiers effets de la clinique est de sortir les infirmières des gestes techniques dans lesquels, elles se sont (ou on les a) enfermées, et de repousser les limites du champ d'activité, socialement et professionnellement attribué depuis le début de la médecine moderne : celui d'exécutantes des décisions médicales.

La position clinique

Mais, en sortant de leur domaine traditionnel, les infirmières vont se confronter à d'autres professionnels, dont les domaines d'activités sont proches, et parfois se recoupent, en particulier les assistantes sociales, les psychologues, les diététiciennes, etc.
C'est pourquoi se focaliser sur le champ d'activités me parait être non seulement à risque conflictuel, mais également réducteur. Il ne faut pas confondre « champ d'activités » et « champ de savoirs », mais plutôt penser les choses en termes de position clinique. Il semble plus avantageux de soutenir une position et un regard clinique, plutôt que de défendre un champ spécifique. J'entends par position clinique, celle qui va donner un autre sens au symptôme[3], c'est-à-dire avoir un point d'observation qui change. Sachant que la médecine et la structure hospitalière ont pour objet de faire taire, voire de faire disparaître le symptôme,

1. Poisson Michel, « Urgent, rôle propre cherche pensée, même impure », in *Soins*, Masson, Paris, mai 2000.
2. Sibiril Yvonne, « 20 ans de rôle propre », in *Soins*, Masson, Paris, mai 2000, .
3. *Voir à ce propos le cas de Mme B dans la partie cas cliniques (page 75).*

la position clinique est plutôt celle qui cherche à l'entendre et à lui redonner sens, et peut permettre d'oser penser et faire autrement ; en ce sens, la position clinique est médiatrice.
Le regard clinique a pour moi une autre fonction. Ce que j'observe dans le travail avec les malades c'est qu'un des effets très perturbant de la maladie est de faire « coupure » dans la vie de la personne. Il y a un avant la maladie et un après, aussi le regard clinique serait comme le regard de l'historien, c'est-à-dire celui qui relie le passé et le présent qui retrouve avec la personne les liens perdus, qui répare la déchirure dans la trame de l'histoire. En ce sens, le regard clinique est réparateur. Si l'on considère que la clinique infirmière, au-delà du savoir, est aussi une position et un regard, alors on a une idée de la complexité qu'il y a à définir ce concept.

4.3 La démarche clinique infirmière

C'est à mon sens en clarifiant la démarche clinique, en augmentant la rigueur dans le processus et en intégrant les sciences humaines dans les savoirs pour soigner, que, peu à peu, cette démarche pourra s'imposer. En considérant, comme nous l'avons vu dans le champ médical, que la clinique est constituée à la fois de l'ensemble des moyens nécessaires à l'examen d'un patient, des résultats tirés des investigations qui permettent d'identifier un diagnostic et de la proposition d'une direction thérapeutique, toute démarche clinique dans les soins infirmiers (fortement inspirée de la démarche médicale) va donc comprendre ces trois éléments que sont la sémiologie, le diagnostic et le traitement.

4.4 La sémiologie

Le recueil des signes par les sens

Pour les infirmières, il s'agit du recueil de signes, ce qui présuppose une connaissance des réponses normales. Par exemple, dans certaines phases de leur maladie, beaucoup de patients vivent une période de dépression réactionnelle. Celle-ci fait partie du processus de deuil, c'est une phase normale dans l'évolution du travail d'acceptation de la perte, mais à partir de quand et sur quels signes considère-t-on que cette dépression est pathologique et du ressort d'un psychiatre ? Ou bien, les nausées et les vomissements d'un patient pendant un traitement chimiothérapique sont considérées comme normales car liées aux effets secondaires de ces traitements ; mais à partir de quand et sur quels indicateurs peut-on dire qu'elles ne le sont plus ?
L'infirmière ne dispose pas de l'arsenal technique du médecin, le recueil des signes passe donc par ses sens, essentiellement la vue, l'ouïe, et le toucher. Je laisse provisoirement de côté le toucher, assez mal considéré dans l'ensemble, dès lors qu'il échappe à la pratique habituelle de soins techniques, pour avoir une visée diagnostique ou thérapeutique, j'y reviendrai…
L'infirmière va donc essentiellement utiliser la vue et l'ouïe, ce qui signifie que son recueil de signes cliniques est basé sur le « savoir observer » et le « savoir entendre ». La question est : quel sens donne-t-on à ce que l'on observe et ce que l'on entend ? Le sens est à comprendre dans ces deux acceptions : la signification et la direction. La clinique va alors se constituer dans ce lien entre observation, écoute, corpus de

connaissances, qui sera lié aussi à l'expérience du soignant, sa culture et son intuition. Tout le monde peut observer et entendre, des non professionnels peuvent le faire aussi, il n'y a pas d'habilitation particulière pour cela, mais dans ces situations spécifiques, c'est le sens à donner à cette écoute et à cette observation qui prime. Pour une infirmière, c'est la capacité à comprendre la situation, à la relier aux savoirs acquis, et à prendre des décisions qui va faire la différence.

L'utilisation d'autres modèles

Dans le domaine des soins, la référence scientifique à la pensée médicale n'ouvre pas pour la réflexion et la prise de décision un champ spécifique et autonome à l'infirmière. Il lui faut donc trouver d'autres modèles de référence, c'est à cela que vont servir les modèles en soins anglo-saxons. Pour reprendre l'un des exemples précédents, si l'on pense que seul le traitement chimiothérapique donne des nausées et des vomissements, alors la réponse infirmière sera d'appliquer la prescription médicale d'antiémétique. En revanche, si l'infirmière fait référence à d'autres modèles en soins, comme le modèle de Jean Watson ou de Rosemarie Parse, le travail se fera à partir de la représentation mentale que la personne a de son traitement et à partir de la façon dont cette représentation influe positivement ou négativement sur la perception et la sensation de nausée ou de vomissement. L'expérience montre qu'en travaillant sur les représentations (à entendre dans le sens d'images mais aussi de sensations) et le stress produit par ce type de traitement, on peut diminuer considérablement les effets secondaires pénibles de ces thérapeutiques[1].

4.5 Le diagnostic

Définition

En soins, la pose d'un diagnostic est l'identification d'un problème de santé sur lequel les soignants vont devoir agir (dans le milieu professionnel, on appelle cela diagnostic infirmier – le terme reste controversé). C'est l'objet même du « raisonnement diagnostique » actuellement enseigné dans les instituts de formations qui suscite encore bien des réactions dans le milieu professionnel.

Principe

La démarche diagnostique est complexe. Elle fait appel aux connaissances, mais aussi aux capacités d'analyse pour retenir les données pertinentes, et aux capacités de synthèse pour relier ensemble ces données et trouver avec le patient la meilleure direction thérapeutique. Cela implique d'utiliser trois niveaux différents de fonctionnement mental, à la fois une méthode scientifique (de résolution de problème), une pensée systémique (comprendre ce qui est vivant, ce qui est en interaction, ce qui fait lien) et un mode intuitif permettant la saisie du singulier dans une situation qui est toujours unique.

1. *Voir à ce propos le cas de M. D dans la partie cas cliniques (page 83).*

Pour les infirmières, pratiquer une démarche diagnostique implique d'entrer dans un processus d'autonomisation et de quitter la position d'exécutante ou de simple auxiliaire médicale. C'est d'une grande difficulté pour deux raisons majeures :

- l'une liée à l'histoire, puisque tout le rôle de l'infirmière s'est construit sur une double filiation : religieuse et morale de type matrilinéaire, médicale et technique de type patrilinéaire, c'est-à-dire une face morale et une face technique ;
- l'autre liée à notre système de formation, qui n'arrive pas à transmettre des modèles en soins suffisamment solides pour être complémentaires au modèle médical. En effet, malgré les changements de programmes successifs, la formation des infirmières reste inféodée en France au champ médical, autant dans les contenus de connaissances que dans les modèles de pensée.

4.6 Le traitement

Le traitement est l'aboutissement de la démarche clinique. Bien qu'en soins infirmiers on parle davantage d'intervention que de traitement, ce terme ayant une connotation de prescription est encore peu usité dans le milieu professionnel français. Actuellement, c'est sur ce point que se posent les problèmes, car si les infirmières sont de plus en plus capables d'entrer dans une démarche de pensée scientifique pour les aspects de la sémiologie et du diagnostic, la question des interventions reste problématique pour tous les soins en dehors des prescriptions médicales, en particulier pour le champ des soins relationnels et des soins éducatifs.

En effet, pour ce qui est des interventions répondant à des problèmes d'ordre physiologique, les réponses sont plus faciles soit parce qu'elles sont médicales, soit parce qu'elles sont dans les modèles de formation transmis par les structures d'enseignement. Ce qui pose problème, ce sont les interventions qui ne sont situées ni dans le champ médical, ni dans le champ habituellement reconnu aux infirmières. Je pense, par exemple, à des difficultés souvent rencontrées chez les patients comme la perte de l'espoir, la peur, le sentiment d'impuissance, le deuil, la perturbation de l'image corporelle, la perte de l'estime de soi, la douleur, etc., que vivent les malades, et qui accompagnent toujours à un moment ou à un autre le processus pathologique. Devant ces problèmes, la tentation est grande de faire appel à d'autres professionnels, psychologues, psychothérapeutes, psychanalystes, et de leur laisser la gestion des effets psychologiques de la maladie.

Une nouvelle approche des soins

Ce que la clinique infirmière apporte de nouveau, c'est une représentation mentale différente des soins infirmiers, incluant la prise en charge des problèmes réactionnels à la maladie, côtoyés régulièrement par les infirmières, et actuellement soit négligés faute de formation, soit délégués à d'autres supposés capables de s'en occuper.

Un aspect particulier des interventions des infirmières serait aussi à développer. Il concerne le toucher, dont la visée peut être :

- thérapeutique : il est possible, par exemple, de soulager la douleur, calmer une crise d'angoisse ou de confusion, diminuer des symptômes désagréables, comme le hoquet, les vomissements ou la constipation, de permettre l'expression d'émotions anciennes et refoulées qui bloquent un processus de prise de conscience ;
- diagnostique : il est aussi possible d'apporter une aide complémentaire pour les prescriptions, au moyen de certaines de ces techniques.

Cet aspect des soins est très peu exploré encore, et suscite même parfois sourires et plaisanteries dans les services hospitaliers, faute de recherches sérieuses dans ce domaine qui permettraient d'en évaluer les effets thérapeutiques et d'en mesurer les impacts sur l'évolution des situations.

Démarche clinique et sciences humaines

Ce qui précède montre que la démarche clinique en soins infirmiers s'est appuyée au départ (dans les décrets professionnels et les programmes de formation) sur la démarche clinique en médecine, même si elle ne porte ni sur les mêmes contenus de connaissances, ni sur la même pratique. Mais elle a néanmoins laissé de côté le modèle de la démarche clinique en sciences humaines. Or, penser la démarche clinique en soins infirmiers sur le même modèle que la démarche clinique médicale a conduit à la réduire, car les soins infirmiers s'inscrivent dans le champ des sciences humaines tout autant que dans le champ de la médecine.
Selon Revault d'Allonnes (1989)[1] les caractéristiques de la démarche clinique en sciences humaines se déclinent comme suit :

- **lien avec la pratique :** ces pratiques peuvent être diverses, en situation duelle, groupale, institutionnelle. L'important est la notion d'expérience et celle de distance ;
- **rôle de la demande :** la démarche clinique a toujours à faire avec une demande, exprimé par un sujet ou un groupe, demande d'élucidation, de reconnaissance, de soutien, de formation, de soin, elle peut être explicite, implicite, confuse, voire déguisée et se déplacer ;
- **importance de la relation :** la démarche clinique est toujours relationnelle. Elle travaille dans et sur la relation car l'objet est un sujet, c'est la notion centrale en clinique ;
- **prise en compte de l'implication :** la démarche clinique pose toujours la question de l'implication du clinicien, notamment de sa prise de conscience et prise de distance dans ce travail ;
- **rapports avec la psychanalyse :** ce point pose la question des référents théoriques, du travail avec le transfert et de la gestion des phénomènes transférentiels, en particulier dans l'activité clinique des infirmiers psychiatriques ;
- **réévaluation du social :** la démarche clinique se détache de l'analyse par son engagement, également dans le champ social. Il s'agit d'accorder une place à l'histoire, aux liens sociaux, aux représentations, aux systèmes de valeurs, aux idéologies, aux groupes et à la trajectoire sociale de la personne.

On peut ici voir les points de convergence entre démarche clinique en sciences humaines et démarche clinique en soins, en particulier dans les dimensions **du lien avec la pratique**, de **l'importance de la relation**, et de **réévaluation du social**. Ainsi il ne suffit pas d'intégrer des connaissances en sciences humaines dans la formation et la pratique des infirmières, mais surtout d'intégrer une **démarche clinique en sciences humaines**, afin de prendre en compte les dimensions négligées jusqu'ici, c'est-à-dire **le rôle de la demande, la prise en compte de l'implication et les rapports avec la psychanalyse**[2].

1. Revault D'Allonnes Claude et *al*, *La démarche clinique en Sciences humaines*, Dunod, Paris, 1989.
2. Saint-Etienne Mireille, « Éléments pour une clinique en soins », in *Revue ARSI*, décembre 2005.

Ceci nous fait dire qu'actuellement le champ de la clinique infirmière reste encore à construire, mais les apports d'autres pays peuvent nous y aider.

5. Apports des pays anglo-saxons

5.1 Émergence et évolution des infirmières cliniciennes

Il y a de grandes différences entre la conception des soins, la représentation de la profession et la vision de l'activité infirmière entre la France et les pays comme le Canada et les USA. Ces différences tiennent d'une part à l'histoire, au milieu social des infirmières (bourgeoisie et haute-bourgeoisie en Angleterre et aux USA, classes populaires en France), au contexte socio-économique et au système de formation.

Une nouvelle catégorie d'infirmière

Alors qu'aux USA, au XIXe siècle, l'infirmière avait plus un rôle de « ménagère » et devait aussi assister le médecin, Dewitt, en 1900, fait valoir que l'infirmière du futur sera plus utile auprès du patient d'abord, puis auprès des familles et de la communauté[1]. La première référence en ce qui concerne la nécessité de former des infirmières spécialisées et les conséquences sur la profession nous vient de lui ; il pensait ainsi pouvoir faire face à la nouvelle civilisation et à la science moderne.
En 1943, Francis Reiter lance l'idée d'une nouvelle catégorie d'infirmière : « l'infirmière clinicienne ». En effet, dans la pratique, beaucoup de possibilités étaient offertes aux infirmières dans les domaines de la gestion et de l'enseignement, ce qui aboutissait à éloigner du lit du malade les soignantes les plus formées. C'était comme si, disait-il, « on enlevait constamment la crème du lait ». Complémentaire à la gestion des soins et à l'enseignement des soins, une troisième filière, clinique, devait permettre de développer un haut niveau de compétences dans ce domaine en gardant une étroite relation entre la théorie et la pratique des soins.
Ce concept « d'infirmière clinicienne » englobait trois aspects de la pratique clinique :

- la compétence clinique au niveau de la compréhension, l'étendue des fonctions, l'ampleur des services ;
- l'expertise clinique pour la coordination et la responsabilité dans la continuité des soins ;
- la maturité professionnelle en collaboration avec la profession médicale.

Des programmes universitaires pour former les infirmières cliniciennes

En 1943, *The National League of nursing education (NLNE)* commença à mettre en place les principes de base afin de déterminer le contenu d'une formation pour des infirmières cliniciennes avancées. Le rapport émis par le NLNE recommandait un programme permettant de développer le rôle des infirmières spécialistes clinique. Des universités qualifiées ont alors été chargées de mettre en place cette expérience. Au moment de la deuxième guerre mondiale, on manquait considérablement d'in-

1. S.A. Patricia Sparacino Diane, M. Cooper Pamela, Minarik A. , *The Clinical Nurse Specialist, Implementation and impact*, Édition Appleton et Lange, Connecticut, 1990, p. 23.

firmières, mais elles s'étaient fait remarquer très positivement, ce qui leur a donné une certaine place dans la société. En 1948, Esther Lucile Brown insista sur le fait qu'il fallait augmenter le nombre d'infirmières spécialisées en clinique.

Mise en place d'un nouveau programme

Le premier programme universitaire établi pour préparer les infirmières cliniciennes spécialistes de haut niveau commença en 1954, quand l'Université Rutger mit en place un cursus pour les infirmières en psychiatrie. À cette époque, le manque de médecins donna l'occasion aux gens du métier d'étendre les programmes de spécialisation aux infirmières cliniciennes de formation supérieure, avec des moyens fédéraux, afin de préparer des spécialistes aptes à travailler dans plusieurs domaines cliniques. En 1960, cette fonction a été introduite au Canada, et peu à peu dans tous les pays anglophones.

Définition du champ d'activités

En 1965, Hildegarde Peplau souleva la question de savoir si les infirmières spécialistes devaient être réparties par départements selon leur pratique, leur spécialité, selon les maladies, les organes atteints, l'âge du patient, le stade de la maladie, la durée, leur champ de connaissances, leurs objectifs professionnels. Elle souleva ce problème afin de bien définir les actions des infirmières selon leur pratique et leur savoir. En réalité, cette question permit d'ouvrir une réflexion qui n'eut jamais lieu chez nous, et de définir, beaucoup plus précisément qu'en France, le champ d'activité, le niveau de compétence et la formation nécessaire pour l'exercice de cette activité.

Le résultat fut que la répartition se fit plutôt par secteurs et par types de population (secteur mère-enfant, de psychiatrie, de personnes âgées, de médecine aiguë, de réhabilitation, de thanatologie, etc.), que par types de pathologies comme c'est le cas en France. Ce type de répartition incite à penser en termes de problèmes de population davantage qu'en termes de problèmes de pathologies (comme secteurs de cardiologie, d'hémodialyse, de gastrologie, de gériatrie, etc.). Il en résulte une vision des soins à la fois plus globale mais aussi plus facilement transversale. Elle favorise, entre autres, la collaboration avec les médecins qui, gardant leur vision centrée sur la pathologie, constatent que le point de vue n'est pas le même et trouvent de l'intérêt à cette complémentarité. Il est plus aisé alors de sortir des questions de rivalité et de pouvoir.

En 1970, les programmes de formation universitaire sont en place, mais les titres ne sont pas encore clairement définis : infirmière clinicienne, infirmière clinicienne spécialiste, clinicienne experte, infirmière clinicienne scientifique. Et, depuis peu, l'émergence du terme « infirmière de pratiques avancées » au Canada suscite actuellement quelques controverses.

En 1980, le rapport de politique sociale émis par l'association des infirmières américaines définit la spécialisation pour ses membres au sein de la profession, et pour la société au sens large. Ceci a été renforcé par la création du Conseil des infirmières cliniciennes spécialistes dont le premier congrès a eu lieu en février 1983.

Différents niveaux de formation

Le rôle de la clinicienne, développé à partir d'un vague concept au début du xxe siècle, a évolué vers un rôle clairement défini et largement accepté et reconnu à ce jour, même si les auteurs reconnaissent qu'il y a toujours des lacunes dans le contenu de la formation.

Actuellement un consensus a été trouvé par rapport au niveau de formation, tant dans les pays anglophones que francophones (Suisse, Belgique). On s'accorde à reconnaître trois niveaux différents :

- le niveau 1 qui forme les surveillantes, les assistantes enseignantes et les cliniciennes ;
- le niveau 2 qui forme les surveillantes-chefs, les enseignantes, et les cliniciennes spécialistes ;
- le niveau 3 qui forme les directeurs de soins infirmiers, les directeurs d'écoles, et les consultants en clinique.

Dans ce processus, les formations se présentent avec trois volets : gestion, enseignement et clinique.

5.2 Composantes du rôle

À la fois challenge et métier aux multiples facettes, le rôle de la clinicienne comprend quatre composantes : la pratique clinique experte, la consultation, la formation et la recherche (Association des infirmières américaines 1980, Malone 1986, Montemuro 1987). L'intégration de ces quatre dimensions est difficile mais nécessaire pour le succès de la mise en place du rôle, qui sera également différent en fonction de son niveau de formation.

Dans certains établissements l'infirmière clinicienne spécialiste peut avoir aussi un rôle administratif, cet aspect est très controversé, car le débat est : comment peut-on maintenir une pratique basée sur la qualité des soins au patient, et faire face à des responsabilités administratives dans le même temps ? Débat qui se pose d'ailleurs dans les mêmes termes en France.

Les auteurs[1] adhèrent au fait que l'activité de la clinicienne spécialiste a quatre composantes, et peut en avoir une cinquième à la condition qu'elle soit performante dans les quatre premières, et que son activité essentielle reste la pratique basée sur le patient. L'association américaine le confirme quand, en 1976, elle établit : « Les rôles peuvent changer selon certaines circonstances pendant une période, mais cette praticienne cessera d'être reconnue en tant qu'infirmière clinicienne spécialiste lorsque le patient-client-famille cessera d'être la base première de sa pratique. »

En 1970, Baker et Krammer insistent sur le fait qu'il est impératif d'avoir à la fois la théorie et la pratique pour être crédible auprès des patients et de l'équipe de soins, car, signale-t-il, seule l'infirmière clinicienne, qui a directement vécu les différentes phases d'une maladie, qui a noté un grand nombre de réactions de la part des patients et a pu intégrer ces réactions à ses connaissances théoriques et à ses recherches, pourra aider ses collègues infirmières dans l'augmentation de leur savoir.

---

1. S.A.Patricia Sparacino Diane, M. Cooper Pamela, Minarik A., *The Clinical Nurse Specialist, Implementation and impact*, Édition Appleton et Lange, Connecticut, 1990.

La pratique clinique experte

Il s'agit de toutes les interventions directes auprès des patients, des familles ou des groupes qui ont des problèmes de soins infirmiers complexes. Cela comprend le diagnostic, l'organisation de la prise en charge, les interventions et l'évaluation ; il peut s'agir de soins physiques, relationnels ou éducatifs.

La consultation

Le rôle de consultante a beaucoup évolué avec le temps, d'un sous-rôle au départ, il est devenu une base importante pour la formation et la recherche. Il s'adresse au personnel infirmier, mais est ouvert à d'autres, médecins, administratifs, responsables de programme. Le consultant est une personne ressource qui va fournir au « consulté » les informations qui lui permettront de prendre des décisions parmi une grande variété de solutions. Toute forme de consultation possède les mêmes composantes identifiables :

- la consultation est initiée et donc demandée par le consulté ;
- la relation entre le consulté et le consultant est temporaire ;
- le consultant n'a aucune responsabilité quant à la mise en œuvre des soins ;
- idéalement, le consultant n'a aucune relation administrative avec le consulté (Kohnke 1978).

La consultation peut être aussi externe ou interne, voire même informelle ; il semble qu'elle soit en augmentation, selon les études de Edlund (1987) et Beare (1988), et que 60 % soient initiées de façon informelle lors de la présence sur place de la clinicienne.

La formation et l'enseignement

L'infirmière clinicienne spécialiste enseigne à ses clients, à la famille, au groupe, à la communauté, aux infirmières diplômées ou non, aux étudiants, aux collègues, aux pairs et aux autres pourvoyeurs de soins. Son rôle de formateur est spécifique, elle est dans une position d'intégrer théorie et pratique avancée. Elle est à la fois éducatrice et modèle ; elle a donc un rôle pivot pour influencer les attitudes du client, de la famille et de l'équipe de soins.

La recherche

Le rôle de chercheur est la composante la moins exercée (Oda Sparatino et Boyd, 1988) pour des raisons de formation, de moyens, de temps mais aussi de choix institutionnel et de désaccords entre les cliniciennes et les administrations sur les attentes dans ce rôle. Malgré cela, la recherche est considérée comme très importante, car ce n'est qu'en développant les données scientifiques que la pratique pourra être améliorée.

L'infirmière clinicienne spécialiste peut et doit être incluse dans des recherches, en tant qu'initiateur ou collaborateur, de façon à ce que les bases scientifiques de la connaissance et de la pratique du métier puissent être testées de pair, et la qualité des soins au client en être améliorée (Dirschel 1976, Peplau 1965).

Comme on peut le voir avec ce petit détour dans les pays anglo-saxons, la pratique clinique infirmière existe chez eux depuis plus de quarante ans. Même si elle n'est pas

exempte de difficulté, elle est soutenue par le milieu infirmier, la formation universitaire et la culture américaine (en particulier le mouvement féministe très puissant aux USA) qui permet plus facilement l'introduction d'un changement, pourvu qu'il soit appuyé sur un certain pragmatisme. On aura compris que l'absence d'un certain nombre de ces éléments ne facilite pas en France l'introduction de cette spécialité nouvelle. D'autant que les choix politiques sont plutôt allés vers la création des spécialités médicales pour les infirmières (anesthésie-réanimation, pédiatrie, bloc opératoire) qui perpétuent la position d'exécutante et pérennisent la situation de dépendance au modèle médical.
Cette situation est aussi liée, comme on l'a vu déjà, à la grande difficulté de construction d'un savoir autonome, à la fois appuyé sur le savoir médical et ouvert à d'autres champs de connaissances.

6. Construction d'un savoir infirmier

Consciente de la difficulté d'une telle entreprise, je chercherai seulement à poser dans ce qui suit les bases d'une réflexion sur les conditions de la construction d'un savoir infirmier.
Le sujet[1] est vaste, je vais tenter de le cerner un peu. Je me centrerai plutôt sur la question des savoirs mobilisés dans et par la pratique infirmière, leurs spécificités et les conditions de transformation de celle-là. D'après le Grand Larousse Universel, le mot *savoir vient du latin populaire sapere* qui signifie *avoir une saveur* ; le savoir vient de ce que l'on a goûté, senti, appris par l'expérience ; le savoir passe d'abord par une découverte, par une acquisition personnelle. Il signifie aussi connaître, être instruit dans quelque chose ; il s'oppose à l'ignorance, à l'opinion, à la foi ou croyance mais ne doit pas être opposé au doute.

6.1 Du sujet à l'objet du savoir, la science

Si les soins sont le propre de tout un chacun pour assurer sa survie ou celle du groupe, contrairement à une idée répandue, les soins n'appartiennent pas aux infirmières[2]. Par contre, dans certaines circonstances comme les passages difficiles de la vie, maladies ou accidents, ils relèvent de la fonction infirmière, mais ils ne sont pas spécifiquement infirmiers pour cela, pas plus que les savoirs de la musique n'appartiennent aux musiciens… mais à toute personne qui écoute, ou joue de la musique. Il y a donc confusion entre l'objet du savoir et celui ou celle dont la fonction est de se servir du savoir, mais aussi d'élaborer, construire, développer et enrichir ces savoirs. La confusion est survenue lorsque ceux qui ont commencé à professer se sont attribués les savoirs des praticiens. Les professions se sont forgées sur les savoirs des gens de métier, et avant eux les gens des pratiques des usages, qui ont développé la base de tous les savoirs ; c'est donc à partir des pratiques que sont nés tous les savoirs.

1. Ce qui suit est extrait d'un article intitulé « Pratique infirmière et savoirs spécifiques », de Mireille Saint-Etienne paru dans la revue *Soins Pédagogie Encadrement*, n° 26, de Juin 1998.
2. Collière M.-F., « Redécouvrir... Élaborer les savoirs des soins », in *Cahier du GRASI*, n°10, 1992, p. 3.

Pour faire avancer les savoirs en soins, il est donc indispensable de se recentrer sur les pratiques cliniques en soins infirmiers, sous peine de dérive vers une soi-disant « science infirmière », déconnectée de la réalité des lieux de soins et prônée par une minorité souvent bien éloignée de ceux-ci. La science ayant souvent comme résultat de construire des modèles, le risque serait grand de réduire les soins infirmiers à une application de modèles théoriques, qu'ils viennent de l'université, du management, ou des théories de soins.

À ce propos, une remarque sur l'appellation discutable de « sciences infirmières » s'impose. En effet, une science se définit par son objet, et l'objet de cette science ne peut être le terme « infirmière », qui désigne soit une personne, soit une fonction, soit un groupe social. De même que personne ne dirait « sciences des enseignants » pour parler des « sciences de l'éducation », il apparaît important de désigner par son objet, c'est-à-dire les soins infirmiers, cette nouvelle science en construction. L'appellation « sciences des soins infirmiers » ou « sciences cliniques en soins infirmiers » permettrait d'être plus clair sur le plan épistémologique.

L'évolution progressive des formations infirmières avec le nouveau programme, l'ouverture vers les universités et la création d'un Ordre infirmier, va peu à peu transformer le paysage professionnel, pour peu que les soignants développent leurs capacités à être des partenaires engagés dans une réflexion spécifique et innovante en soins.

Afin de proposer quelques pistes pour la construction des savoirs, je m'appuierais sur l'activité clinique telle qu'elle est pratiquée dans une grande partie des services de soins. Le constat que font toutes les professionnelles, tant dans la formation que dans la gestion, c'est qu'au fil des ans, les infirmières ont acquis une somme importante de connaissances :

- dans le domaine médical tout d'abord : connaissances scientifiques et bien formalisées qui sont en général intégrées, et régulièrement augmentées au fil du temps et de l'expérience ;
- dans le domaine des sciences humaines ensuite : ensemble patchwork comprenant de la psychologie, de l'anthropologie, de la sociologie, de l'économie, un peu de psychanalyse, une touche de philosophie ; soit un ensemble un peu disparate qui ne retrouve en fait une cohérence que recadré dans le champ des soins infirmiers, et dont il n'est pas sûr qu'il soit régulièrement augmenté au fil du temps et de l'expérience.

En effet, pour que le savoir s'enrichisse, il faut un certain nombre de conditions. Le corps médical nous le montre bien justement. Par les staffs, les rencontres, les colloques, la recherche, les publications, les médecins augmentent régulièrement leurs connaissances ; connaissances qui, en donnant lieu à des pratiques nouvelles, se diffusent dans le milieu médical mais aussi infirmier. On le voit dans les services, quand un médecin revient d'un congrès ou découvre un concept nouveau, cela peut donner lieu à des modifications dans les pratiques médicales, auxquelles concourent souvent les soignantes.

6.2 Du savoir pour un rôle autonome

Collées au modèle médical à la fois par leur pratique et leurs références, utilisatrices mais non productrices de savoirs, les équipes infirmières vont à la fois bénéficier et subir l'accroissement des connaissances dans ce domaine. Ainsi, les savoirs infirmiers qui se référent au champ médical progresseront avec le temps et l'expérience.

En revanche, il en est tout autrement dans le domaine des soins infirmiers dits du « rôle autonome », celui des soins éducatifs et relationnels, celui enseigné dans les écoles sous la rubrique « sciences humaines », et celui enseigné maintenant sous la rubrique « sciences infirmières » dans le dernier programme de formation. Là, pas de staffs dans les unités, peu de colloques, encore moins de publications et de recherches, du moins qui parviennent jusqu'aux équipes de soins qui représentent la majorité des soignantes. Car, non seulement il n'y a pas de référent pour soutenir ce champ dans les unités de soins, mais il est aussi assez mal défini. Puisant dans différentes disciplines, il nécessite alors une élaboration spécifique au cas par cas, qui va donner progressivement une expérience aux soignants.

Ainsi, nous butons là sur la question de l'élaboration des savoirs. Si nous reconnaissons que les infirmières ont des connaissances et de l'expérience, alors qu'en est-il du savoir ? Comment l'expérience se transforme-t-elle en savoir et quelles sont les conditions de la transformation ?

Pour ma part, je soutiens que c'est l'expérience analysée et le questionnement des connaissances acquises qui permet cette transformation. À défaut de cela, l'expérience reste du vécu – je le constate souvent dans le travail avec les infirmières : les « histoires » de malades peuvent se répéter, cela ne fait pas obligatoirement connaissances, encore moins savoirs.

Il suffit d'ailleurs d'écouter dans les services au moment des transmissions. Dans la façon dont les soignants parlent des malades, le plus couramment les transmissions sont :

- **informatives, c'est-à-dire désafectivé :** « M. X a eu sa radio du poumon, il est revenu très fatigué, son scanner est prévu pour demain. » ;
- **compatissantes :** « Les résultats de Mme Y sont très mauvais cette fois-ci. Ça va être dur pour elle, d'autant qu'elle est bien au courant de l'évolution. » ;
- **moralisantes :** « Le mari de Mme W n'est vraiment pas gentil avec elle, il ne vient presque pas la voir et quand il est là, il ne lui parle pratiquement pas. Je n'aimerais pas un mari comme ça. ».

On voit bien là que l'information, la compassion et la morale sont des opinions, du vécu, mais pas des savoirs, car dans les unités de soins ces remarques ne sont guère analysées.

Si, suivant Gaston Bachelard, Jean Piaget, Edgar Morin et d'autres, on admet que « la conjoncture d'un besoin et la possibilité de répondre créent un savoir, le savoir étant là représenté comme une aptitude à trouver la bonne solution plus rapidement »[1], alors on peut mesurer le chemin à parcourir, pour transformer notre regard sur les soins et élaborer des savoirs spécifiques, en partant d'une perception, d'une conviction intime, d'une familiarité avec la maladie, d'une expérience de l'humain en souffrance. En requestionnant les connaissances théoriques et pratiques acquises, se construirait un savoir élaboré offert aux questionnements et à la confrontation d'autrui, sans cesse épuré et enrichi par celle-ci.

Si cette élaboration reste la première nécessité, elle a besoin, pour se faire, d'au moins deux conditions :

- des personnes référentes qui la soutiennent, cadres infirmier, expert ou clinicien par exemple ;
- des structures qui en permettent la création et en soutiennent sa légitimité.

1. Walter Béatrice, *Le savoir infirmier*, Recherche infirmière, Lamarre-Poinat, Paris, 1988.

Pour ce qu'il en est des personnes référentes, je dirais seulement que les cadres infirmiers actuels sont pris dans la gestion quotidienne de la pénurie, à l'articulation d'intérêts aussi différents que les intérêts médicaux, administratifs ou soignants ; pris également dans des projets à mener qui changent au gré des changements de responsables. Ils ont alors peu de disponibilités, même quand ils le souhaitent, pour impulser, soutenir et orienter des changements de pratiques soignantes et aider les équipes à théoriser. Ces difficultés impliquent que cela ne se fera pas si des soignants formés ne sont pas explicitement en poste pour le faire.
Du côté des structures, plusieurs choses peuvent être proposées, comme le développement de l'écriture et de la publication, la création de groupes de supervision infirmière et la mise en place de réunions cliniques infirmières dans les unités de soins.

6.3 L'écriture et la publication

Comme on a pu le repérer dans l'histoire, les savoirs[1] développés à partir des pratiques de soins visant à assurer la vie des groupes humains se sont transmis pendant des millénaires par tradition orale. C'étaient des transmissions initiatiques, où l'on s'initiait par des rituels qui devenaient expérience, sur les savoirs accumulés de la naissance à la mort, au cours des étapes de la vie.
Avec l'apparition de l'écriture s'opère une transformation des cultures de la parole, de l'oralité. En effet, la transcription des pratiques et des savoirs forge d'autres représentations du réel amenant à des généralisations. Les femmes sont, tout au long des siècles, niées dans leurs connaissances et exclues des savoirs constitués et professés dans les écoles de médecine, elles n'ont pu écrire pendant des siècles. Ce n'est que depuis la fin du XIXe siècle que les femmes soignantes ont commencé à écrire sur les pratiques de soins. Ceci n'est pas encore habituel dans le milieu, et hormis les théoriciennes et les chercheuses (qui ne sont pas légions), les infirmières écrivent très peu.
Parmi les nombreuses raisons, autres qu'historiques, des difficultés d'écriture[2] des infirmières, l'une me parait centrale : écrire c'est se distancier de sa pratique, c'est entrer dans un processus d'autonomisation. On écrit après avoir quitté la position « d'exécutante », cerné son territoire, autrement dit après avoir accepté de se distinguer des autres, de s'individualiser. Ce qui n'est pas simple quand l'activité à partir de laquelle on aurait à écrire est justement une activité non autonome.
Je ne pense pas que toutes les infirmières doivent écrire. Cela serait occulter le fait que la pratique de l'écriture est une pratique élitiste, qui prend sa source dans la culture et nécessite d'apprendre à raisonner de façon critique et féconde, en se confrontant à d'autres savoirs, ce que la plupart des infirmières n'ont pas appris à faire dans leurs formations. En revanche, comme les savoirs viennent des pratiques, alors il est nécessaire que les pratiques soient théorisées. Celles-ci vont mener à l'écriture ainsi qu'à la publication, mais cela implique du temps, du soutien, et d'apprendre à libérer sa pensée.

1. M.-F. Collière, *Ibid* cahier du Grasi, n° 10, p. 9.
2. Saint-Etienne Mireille, « L'infirmière et l'écriture », in *Soins Pédagogie Encadrement*, n° 18, 2e trimestre 1996.

6.4 La « supervision infirmière »

Définition

Précisons ce que j'entends par supervision, sur le terme[1] d'abord, car son ambiguïté est en elle-même un sujet de discussion. Importé dès 1952 des USA vers l'Europe, et en particulier vers la France en 1954, il a entraîné depuis presque 60 ans bien des commentaires, des critiques et des confusions. On pourrait penser avec ce terme qu'il serait question d'une « vision » particulière née de l'organe de la vue et dont le degré d'acuité permettrait toute les extrapolations, en la disant « super », on pourrait laisser croire que tout serait donné à voir ? Ou bien il s'agirait d'une « vision » fantasmée, une hallucination en quelque sorte, et dont le « super » serait de nous mettre en relation avec l'imaginaire des participants, en particulier celui du super-viseur !
On comprend alors que le flou de son « contenant/contenu » ait laissé se développer des pratiques discutables. Elles vont du « simili tribunal », où la pratique est questionnée à partir d'un modèle de comportement ou de normes de référence (celles du superviseur en général) et où l'objectif est l'adaptation normative au modèle enseigné, jusqu'à la « simili thérapie », où le versant thérapeutique envahit, sans le dire clairement l'espace de la parole, entraînant alors les protagonistes loin d'une problématique professionnelle. Il s'agit de supervision subterfuge, car elle ne permet ni un réel travail thérapeutique, ni l'élaboration d'une pratique professionnelle. La supervision est un travail sur les représentations dans lesquelles toutes situations de soins nous engagent. C'est un mode de formation et de perfectionnement à part entière, activité complexe ; c'est aussi un processus d'apprentissage autonome dans son champ, qui utilise les savoirs et les valeurs professionnelles.

Deux axes principaux

Quand on parle de supervision, il est donc nécessaire de clarifier, car les dérives sont toujours possibles. D'autant que les demandes sont loin d'être claires, même quand elles existent. À mon sens, il y a dans le travail de supervision deux axes principaux :

- l'un se situe dans le champ de l'apprentissage : interrogations sur les savoirs ;
- l'autre dans la mise en place par le sujet d'un questionnement de sa pratique professionnelle, et de son implication dans la relation de soins : une interrogation sur les valeurs, le pouvoir et l'éthique.

Interroger les savoirs

Par « apprentissage », il faut entendre, certes, la recherche d'une meilleure connaissance des éléments structurant une situation dans un contexte précis, mais aussi allant au-delà de ce regard objectivant, interroger l'imprévisible et l'irrationnel, accepter alors que dans la rencontre avec le patient tout raisonnement dit logique devienne aléatoire.
Il ne s'agit pas seulement dans ce lieu d'intégrer des connaissances apprises, ou des savoirs donnés ailleurs, mais de les interroger comme éléments venant nourrir une réflexion indissociable du travail à mener sur le terrain : **créer plutôt que de reproduire.**

1. Boudot Marie-Françoise dans *L'analyse des pratiques professionnelles*, Savoir et Formation, L'Harmattan, Paris, 1996.

Questionner les pratiques

Dans « questionnement par le soignant de sa pratique professionnelle », il faut entendre un type de questionnement portant sur la mise en jeu, dans les situations de soins, de ses valeurs, de son rapport au pouvoir, ainsi que de leurs effets dans les relations professionnelles. Ceci concerne aussi le travail d'une position éthique dans la pratique soignante. En effet, toute pratique est sous-tendue par une théorie implicite dans laquelle notre éthique est à l'œuvre, et nos pratiques de soins n'échappent pas à cette règle. Il s'agit bien alors d'un travail au sujet du soignant et non sur la personne du soignant, permettant de verbaliser les difficultés, d'interroger les certitudes, de clarifier les doutes, mais aussi de changer de regard, de partager avec un groupe de pairs, et de trouver d'autres options : **devenir plus conscient, être plus lucide.**

Il me semble que l'insuffisance de supervision rend difficile le questionnement de nos pratiques et l'élaboration d'un savoir infirmier, alors que nous sentons ce manque. Pour y répondre, nous ajoutons des formations les unes aux autres sans repérer que le problème est dans l'élaboration et non dans les acquisitions de connaissances. Je ne conteste pas la qualité ni la nécessité des formations, mais je crois qu'en accumulant les formations on se trompe de besoin ; en particulier pour les cadres soignants qui vivent souvent leurs difficultés actuelles dans une grande solitude, faute d'un lieu pour les travailler.

L'insuffisance de superviseurs pose un problème : ce type de travail nécessite d'être mené par des professionnels infirmiers ayant une formation à la supervision. Si le superviseur n'a pas une connaissance approfondie du milieu, il lui est difficile d'aider les infirmières à intégrer des connaissances nouvelles en lien avec leurs activités, de penser différemment un projet de soins avec un patient, ou d'imaginer des interventions originales en fonction des besoins d'une personne.

Supervision individuelle ou collective

Elle peut se pratiquer individuellement ou en groupe, selon la demande. Dans mon activité, il m'arrive d'avoir des demandes individuelles d'infirmières, engagées dans une relation d'aide avec un patient et qui, butant sur une difficulté, souhaitent clarifier leurs objectifs, préciser leur direction de travail ou affiner les interventions à proposer. Dans ce cas, une supervision individuelle peut être aidante, et être une étape vers des supervisions en groupe, toujours plus riche, mais plus difficile dans un milieu peu habitué à s'arrêter sur sa pratique, à l'évaluer et où le questionnement est souvent vécu comme un jugement.

6.5 Les réunions cliniques infirmières

Un lieu d'enseignement

Je constate tous les jours que les services de soins sont de formidables lieux d'enseignement. Où, dans notre société, peut-on en apprendre autant sur les choses essentielles de la vie ? La rencontre avec d'autres humains dans des situations de souffrance extrême, de pertes et de deuils, va tous nous confronter à ce qui fait l'essence même de notre humanité. De cette rencontre, nous ne sortirons jamais indemne, mais il nous appartient de faire en sorte que ces blessures et ces doutes soient des occasions de nous développer positivement. Il s'agit, dans les réunions cliniques, de travailler le savoir constitué dans la relation avec les malades dans le cadre d'un projet de soins.

Le travail relationnel comme travail à part entière

C'est bien là où réside la difficulté, car nous sommes encore sur l'idée que le travail relationnel n'est pas un travail à part entière, il serait inclus dans le reste de l'activité infirmière et ne demanderait ni savoir-faire particulier, ni formation, mais simplement du temps et de la bonne volonté. Encore récemment, de jeunes diplômées me disaient qu'elles ne comprenaient pas ce que j'entendais par soins relationnels, puisque la relation dans les soins, c'est automatique ! Le rôle propre a 40 ans et continue à être confondu avec le nursing… Il y a quelques années, une étude du ministère de la Santé sur les soins éducatifs et les soins relationnels montrait leur absence dans les dossiers de soins et le fait qu'ils n'étaient pas identifiés comme une activité professionnelle spécifique nécessitant réflexion et connaissances. Même si les transmissions ciblées ont permis une avancée de ces pratiques de soins, nous sommes encore globalement sur une représentation morale de cette partie de notre activité. Il n'y a pas à s'en étonner : en l'absence de structures de soutien et de référents, ce savoir ne peut s'inscrire dans un cadre professionnel. Il reste dans le registre du personnel, de la morale et de la bonne volonté.

La nécessité d'un temps de réflexion

L'idée des réunions cliniques répond à cette nécessité de créer un temps et un lieu où les soignants s'arrêtent pour réfléchir à ce qui se passe avec un malade. Mettre en commun les informations obtenues, cerner les problèmes en soins infirmiers (qu'on les appelle « diagnostics infirmiers » ou non) en confrontant les points de vue et les divergences, imaginer les interventions qui peuvent être proposées, être attentif à l'évolution et aux résultats ; mais aussi, s'autoriser à parler de ce qui se passe également pour le soignant, dans cette relation (agressivité, culpabilité, déception, fatigue, usure, etc.) et accepter de le livrer aux autres comme un objet de travail utile à tous. C'est toute une élaboration mettant en lien l'expérience, les connaissances, les techniques et une philosophie de soins. De cette réflexion pourra naître un savoir ! Se former, c'est travailler à la rencontre d'un dedans et d'un dehors qui va permettre l'appropriation et l'émergence de savoirs nouveaux pour le sujet. Ce travail se fait dans une histoire qui met en présence un « déjà là » (connaissances et expérience déjà acquises) et une « intervention extérieure » (lieu de réflexion et d'analyse) permettant de redonner du sens C'est à ces conditions seulement que le savoir infirmier pourra s'élaborer, se développer, se formaliser, se transmettre, car il ne peut être ni constitué à l'avance, ni figé.

Chapitre 3
Un nouveau métier ?

1. Évolution des institutions hospitalières et des demandes de la population en matière de soins

Ce chapitre a pour objectif de dessiner les contours de ce nouveau métier de « clinicienne en soins infirmiers ». L'émergence de cette profession dans le champ de la santé peut être reliée à l'évolution des structures de soins et des demandes de la population. En m'appuyant sur les travaux en sociologie de la santé, je vais montrer comment l'évolution de l'hôpital et de la demande de soin est liée en grande partie à l'évolution des représentations de la santé et de la maladie dans notre culture, et est influencée par la transformation des institutions hospitalières.

1.1 Évolution des institutions hospitalières

La rencontre[1] des malades et de la médecine s'effectue de plus en plus souvent dans les institutions hospitalières et le système hospitalier actuel est le produit d'une longue histoire déjà évoquée précédemment. La naissance de la clinique, à l'origine de la médecine moderne, a peu à peu transformé le visage de l'hôpital.

Deux « lignes d'autorités »

Les premiers travaux sociologiques sur l'hôpital amorcés au lendemain de la seconde guerre mondiale, réalisés sous l'influence d'Everett Hugues, Erving Goffman, Anselm Strauss pour l'école interactionniste, et Max Weber[2] avec son analyse de la bureaucratie, mettent l'accent sur l'existence de « deux lignes d'autorité » au sein de l'hôpital.
La première, de type « bureaucratique », est représentée par l'administration hospitalière, la seconde, de type « charismatique/traditionnelle », est représentée par les médecins. Cependant, cette formulation n'est pas totalement satisfaisante, car au niveau du microsocial du fonctionnement hospitalier, la notion d'une dualité d'autorité ne suffit pas à rendre compte de la réalité.

1. Adam Philippe et Herzlich Claudine, *Sociologie de la maladie et de la médecine*, Édition Nathan Université, Paris, 1994, p. 91.
2. Weber Max, *Économie et société*, Plon, Paris, 1965.

Le rôle de l'État dans les centres hospitaliers

Dans son étude, François Steudler[1], dès 1974, cherchait précisément à rendre compte du fait que l'hôpital est lui-même un enjeu d'acteurs dont les politiques ne peuvent pas être seulement circonscrites au niveau hospitalier. Il convient donc de dépasser le niveau de l'organisation (système de rapports internes au niveau de l'hôpital et des services) pour se situer au niveau de l'institution qui inclut des acteurs externes comme l'État. Pour cet auteur, l'hôpital public contemporain, en particulier le centre hospitalier universitaire, est le lieu d'affrontement de deux logiques : la logique scientifique et technique du corps médical et la logique rationalisatrice de l'État, incarnée au niveau local par l'administration hospitalière. Leurs rapports sont marqués par ces orientations conflictuelles.

Les pressions des médecins poussent à l'accroissement du nombre des actes techniques et à la multiplication des spécialités médicales. Ces pressions entravent les efforts rationalisateurs, liés à l'importance accrue de l'hôpital dans l'économie, et aux exigences de son financement par la collectivité qui nécessite une planification stricte.

Ainsi que le dit Claudine Herzlich, au cours des dernières décennies ces évolutions ont entraîné des difficultés qui remettent en question les modalités actuelles d'exercice de la médecine. La croissance des coûts de la santé dans de nombreux pays, dont la France, est plus importante que celle de la richesse nationale. Ainsi pèse une menace sur l'avenir de l'État providence, alors que le malade a, de plus en plus souvent, le sentiment d'un système fragmenté, peu « lisible », dont la cohérence lui échappe.

Le malade devient « objet de soins »

L'insatisfaction du patient semble croître, ou du moins elle s'exprime plus ouvertement, au cours des dernières décennies, alors que, paradoxalement, ce patient n'a jamais été l'objet d'autant de soins[2].

Il est possible que là se situe le problème : l'évolution de la médecine et des hôpitaux a modifié la place du malade. En le faisant passer d'une position de personne soignée à une position d'objet de soins, on a insensiblement fait bouger le regard du « sujet malade » et de son histoire à un « objet de soins », pris en charge par la médecine.

1.2 Malade et maladie, une recherche d'interprétation

La maladie n'est pas toujours perçue ou traitée comme la souffrance propre d'un individu, lui-même inscrit dans une société et un temps donnés, mais plutôt comme la faille anonyme d'une fonction ou d'un organe. Pour mieux agir sur la maladie (et souvent avec efficacité), la médecine hospitalière « dépersonnalise » la maladie et néglige souvent « l'épaisseur » de l'homme, son cheminement personnel, son contexte familial ou relationnel, son angoisse, pour considérer essentiellement « le mécanisme corporel » qu'il donne à voir. Cette conception conduit d'ailleurs le malade à se déposer passivement entre les mains du médecin et à attendre que le traitement fasse son effet. Sa pathologie est autre chose que lui. Son effort pour guérir, sa collaboration active ne sont pas toujours considérés comme nécessaires.

---

1. Steudler François, *L'hôpital en observation*, Armand Colin, Paris, 1974.
2. Herzlich Claudine, *op. cit.*, p. 38.

On lui demande d'être confiant et docile et non pas d'être partie prenante dans le processus de la cure.
Cette conception de la maladie a aussi une autre conséquence dans notre société, c'est de considérer que la maladie est tout entière, comme le dit C. Herzlich[1], « l'affaire » de l'institution médicale, car ses liens anciens avec la religion, l'institution familiale et le système de parenté se sont considérablement distendus. Cette conception a généré un grave problème : la maladie est aujourd'hui, de fait, entre les mains de la médecine, bien qu'elle demeure un phénomène qui la déborde de toutes parts. Occupés à éclairer comment un processus biologique affectant le corps d'un individu est défini et traité par la clinique médicale, nous avons oublié l'autre visage de la maladie. En effet, celle-ci n'est pas seulement l'ensemble de symptômes à soumettre au regard du médecin, c'est aussi l'événement malheureux qui menace ou modifie irrémédiablement notre vie individuelle et sociale.
La maladie exige une interprétation qui dépasse le corps individuel et l'étiologie spécifique, elle entraîne toujours la formulation de questions ayant traits à des *causes*, qui ne se réduisent pas à un germe ou des à facteurs génétiques, et plus encore à un sens[2] : « Pourquoi moi ? Pourquoi lui ? Pourquoi maintenant ? » L'information médicale que nous partageons, le diagnostic que le praticien nous offre et que nous acceptons le plus souvent ne suffisent pas pour y répondre.
Il serait faux de croire que ce besoin d'interpréter la maladie, de lui assigner des causes conçues en termes non organiques, de lui donner un sens, constitue essentiellement une survivance : celle des époques où, la médecine scientifique n'ayant pas encore fourni les « vraies » réponses, l'homme fabriquait du sens pour colmater ses ignorances. Nous croyons au contraire que ce besoin, s'il prend aujourd'hui des formes spécifiques, est aussi fort qu'autrefois. Bien loin de ne s'exercer que dans les failles de la médecine, il inclut l'ensemble des faits du corps et des phénomènes vitaux dans un discours collectif ayant sa logique propre, indépendante des modèles médicaux.

1.3 Maladie et société : une histoire de représentation

La maladie : un rapport conflictuel au social

L'interprétation collective de la maladie s'effectue en des termes qui, au sens propre, *mettent en cause la société ou l'ordre social*. La maladie, a pu dire Susan Sontag, est une « métaphore »[3], c'est-à-dire qu'à travers nos conceptions de la maladie nous parlons en fait d'autre chose : de la société et de notre rapport avec elle.
Cette question a été en partie abordée en France par les sociologues dans l'étude des représentations sociales de la santé et de la maladie. Cette étude[4] montre clairement que le langage dans lequel s'expriment santé et maladie n'est pas un langage unique du corps, de l'organique : c'est un langage du rapport de l'individu à l'extérieur

1. Herzlich Claudine, « Médecine moderne et quête de sens la maladie comme signifiant », in *Le sens du mal*, Paris, 4e éd., Éditions des archives contemporaines, 1994.
2. Bury Mr et Wood Phn, *Problems of communication in chronic illness*, International Rehabilitation Medicine, Bâle, 1979.
3. Sontag Susan, *La maladie comme métaphore*, Le Seuil, Paris, 1979.
4. Herzlich Claudine, *Santé et Maladie, analyse d'une représentation sociale*, Éditions de l'École des Hautes Études en Sciences Sociales, Paris, 1996.

socialisé, à la société. Par la santé et la maladie, l'individu s'insère dans celle-ci ou en est exclu, la maladie fait apparaître un rapport conflictuel au social.
Nous retrouvons ici l'interprétation de Parsons[1], qui intègre la santé et la maladie comme besoin et comme réponse dans le fonctionnement du système social : « La santé apparaît de la manière la plus immédiate comme une des conditions requises pour le fonctionnement de tout système social : un trop haut niveau de maladie, un trop bas niveau de santé apparaissent comme dysfonctionnels par rapport au fonctionnement du système considéré. »

La maladie comme forme de déviance

Inversement, la maladie est une forme de « déviance » motivée par les pressions de la société sur l'individu. Le « rôle du malade », c'est-à-dire les normes de conduite que la société, en l'occurrence l'entourage du malade et en premier lieu son médecin, valorisent. Les « anticipations institutionnalisées » quant à sa conduite, sont, dit Parsons, un mécanisme qui canalise la « déviance » de la maladie. Concrètement, c'est à travers *l'activité* du bien portant et *l'inactivité* du malade que s'exprime la relation de l'individu à la société, participation ou exclusion, éventuellement conformité ou déviance. Le sens que prend l'inactivité pour l'individu différencie trois modes d'organisations de la représentation, trois conceptions de la maladie. Là, des modèles de comportements vis-à-vis de la maladie s'insèrent, des soins, des malades, corrélatifs des conceptions de la relation de l'individu à la société. Ces formes sont : **la maladie-destructrice, la maladie-libératrice et la maladie-métier :**

- la maladie est perçue comme **destructrice** lorsque l'individu atteint ne voit aucune possibilité de restaurer son identité ;
- elle est **libératrice**, au contraire, lorsqu'il perçoit l'occasion d'échapper à un rôle social étouffant son individualité ;
- dans la **maladie-métier**, l'individu conserve son identité car cela correspond pour lui à une intégration sociale spécifique mais persistante.

Le « rôle du malade » est un rôle social. Être malade[2] équivaut à entrer dans un rôle et dans une des institutions les plus importantes de notre société aujourd'hui: la médecine.

1.4 La maladie institutionnalisée et la médecine instrumentalisée

La médecine fixe des normes

Institution instrumentalisée en vue de diagnostics et de traitements, la médecine est devenue également une institution qui fixe des normes : être malade c'est se soumettre à ses règles, obéir à ses prescriptions, respecter ses consignes, car il faut « être un bon malade » pour guérir. Le médecin, dépositaire d'un savoir et de connaissances techniques, identifie le mal en mettant en œuvre les moyens nécessaires au diagnostic. Il légitime l'activité de la personne en signant ou ne signant pas un « arrêt du travail », et met sur la voie du rétablissement ou de la guérison

1. Parsons Talcott, *Éléments pour une sociologie de l'action*, Plon, Paris, 1955.
2. Herzlich Claudine et Pierret Janine, « Les maladies de la vie moderne », in *Malades d'hier, malades d'aujourd'hui*, 2e éd., Bibliothèque scientifique Payot, Paris, 1991.

en prescrivant des traitements. Les soins sont désormais la réponse obligatoire à la maladie : on doit se soigner quand on est malade et la guérison attendue est un véritable « travail », car chacun a le devoir de guérir.

La santé comme « super valeur »

Forte de sa légitimation, fondée sur la science et la technique, la médecine a progressivement étendu sa juridiction à d'autres domaines que celui de la maladie. Elle tend de plus en plus à prescrire une hygiène de vie, à dicter l'adoption de comportements sains et rationnels en vue de conserver la santé. Car, depuis la fin des années 70, il importe de protéger le patrimoine collectif que représente la santé en développant des mesures de prévention et en formant les citoyens à veiller sur leur capital santé. Le droit à la santé tend donc à changer de sens. Dans les années 60, il impliquait le développement de l'infrastructure médicale et la réduction des inégalités de l'accès aux soins ; à partir des années 80, il s'agit de responsabiliser les individus et de leur faire modifier comportements et habitudes de vie.

La médecine joue un rôle moteur dans ce mouvement qui vise à faire de la santé une super-valeur, une finalité, ce qui se traduit, pour le sociologue américain Irving K. Zola[1], par le fait que la santé devient la vie elle-même, et que la science médicale indique désormais le sens de la vie. Il faut donc, comme la médecine le recommande, tout mettre en œuvre pour ne pas être malade : s'alimenter de manière diététique en respectant les consignes des nutritionnistes, supprimer certaines consommations étiquetées inutiles ou dangereuses telles que l'alcool ou le tabac, mener une vie saine et hygiénique en faisant de l'exercice et en respectant un rythme de vie équilibré. On passerait ainsi, selon Marc Renaud, « du droit d'être malade et d'être traités de manière adéquate » au « devoir d'être bien portant »[2].

1.5 Émergence d'un statut de « malade »

Au cours de ce double mouvement d'individualisation et de socialisation de la maladie, une nouvelle catégorie émerge : le malade. Être « un malade » dans la société d'aujourd'hui a cessé de désigner un état purement biologique pour définir l'appartenance à un statut, voire à un groupe, en particulier lorsqu'il s'agit de maladie dite chronique. L'importance de ce groupe va d'ailleurs croissant du fait que les maladies les plus fréquentes aujourd'hui sont des maladies chroniques et que l'on peut vivre malade ou handicapé durant de longues années.

Cet aspect s'est considérablement renforcé avec le développement ces dernières années de moyens thérapeutiques qui permettent de faire vivre des malades autrefois condamnés : substances chimiques, prothèses suppléant des organes défaillants, techniques opératoires de moins en moins invasives et de plus en plus rapides, permettant d'opérer des personnes de plus en plus fragiles ou âgées.

1. Zola Irving, « Culte de la santé et méfaits de la médicalisation », in *Médecine et Société*, Éditions Coopératives Albert Saint-Martin, 1981.
2. Renaud Marc, « Les réformes québécoises de la santé ou les aventures d'un état narcissique », in *Médecine et Société*, n° 34, 1995.

Par ailleurs, à toutes les époques, certaines maladies ont été considérées comme des fléaux porteurs de l'imaginaire collectif. Associées à la mort, elles cristallisaient les peurs et les angoisses de l'époque. Dans notre société, ce rôle est dévolu au cancer, qui, contrairement à ce qu'on croit, n'est pas une maladie nouvelle[1] (ce sont les Grecs anciens qui lui ont donné son nom « crabe »), mais depuis fort longtemps on le considère comme une maladie terrifiante. Toutefois, c'est seulement au début du xxe siècle qu'il commence à faire l'objet de dénombrement précis.

Actuellement, on considère le cancer comme la maladie spécifique de notre société, le prototype de la maladie moderne qui donne le sens du mal d'aujourd'hui car il combine un certain nombre de caractéristiques, définissant l'expérience de la maladie qui nous est la plus familière de nos jours. C'est une maladie individuelle, sans aucun caractère transmissible. Certains cancers peuvent être d'évolution rapide, mais c'est le plus fréquemment une maladie au long cours qui évolue souvent vers la chronicité ; c'est aussi une maladie de l'âge mûr et de la vieillesse, il est donc normal que sa fréquence augmente dans une société vieillissante.

La place centrale qu'il occupe tend à éclipser la diversité des affections dont nous souffrons pour signifier à lui seul « la maladie ». Dans notre imaginaire, le cancer n'est associé qu'à la mort et il en est aujourd'hui le seul visage, alors que la réalité est différente, puisqu'il n'est pas la maladie dont on meurt le plus (elle vient après les maladies de l'appareil cardiovasculaire), mais il a suscité un investissement médical de grande ampleur. La radiothérapie découverte dans les années 20 est un des premiers exemples de thérapeutique puissante, bien que parfois dangereuse, caractéristique de la médecine moderne. Le cancer est aussi à l'origine de l'hôpital moderne : les centres de lutte contre le cancer sont les premiers services de pointe au sens contemporain du terme écrit Patrice Pinelli[2].

1.6 Chronicité et naissance d'un nouveau statut pour le malade

Avec la fréquence accrue des maladies chroniques apparaît aujourd'hui un « nouveau malade » pour lequel la négociation avec la médecine prend une forme spécifique. Dans ces cas, typiques de la pathologie d'aujourd'hui, la médecine moderne fait preuve de sa puissance : par des thérapeutiques complexes, mais bientôt routinières ou protocolaires, elle fait vivre ces malades autrefois condamnés, mais elle rencontre également ses limites. La conception du « bon malade », telle que le formula Talcott Parsons dans les années 50, devient résolument inappropriée : même si le malade chronique recherche l'aide du médecin et se conforme scrupuleusement au traitement, il ne peut espérer guérir. Le nouveau mode de relation qu'il développe alors avec la maladie et avec la médecine passe d'abord par la reconnaissance de l'inadéquation de « l'idée de guérison » dont nous connaissons la force[3].

---

1. Adam Philippe et Herzlich Claudine, *Sociologie de la maladie et de la médecine*, Édition Nathan Université, Paris, 1994. Herzlich Claudine et Pierret Janine, *Malades d'hier, malades d'aujourd'hui*, 2e éd., Bibliothèque scientifique Payot, Paris, 1991.
2. Pinelli Patrice, *Naissance d'un fléau : histoire de la lutte contre le cancer en France (1890-1940)*, A M Métaillé, Paris, 1992.
3. Parsons Talcott, « Structure sociale et processus dynamique: le cas de la pratique médicale moderne », in *Éléments pour une sociologie de l'action*, Plon, Paris, 1955.

Une autre notion vient aussi compléter cette nouvelle représentation de la maladie et du statut de malade : celle de « gestion de la maladie ». Sur elle se fonde la conception d'un « nouveau malade », nouveau par le rapport qu'il entretient avec les professionnels, leurs savoirs et leurs techniques et, à travers eux, avec le social tout entier. Pour tous ces malades, « gérer sa maladie » c'est d'abord avoir appris à la connaître, avoir acquis un savoir, de plus en plus facile grâce à Internet. Paradoxalement, au moment où il se voit obligé à un traitement ininterrompu, le malade chronique peut échapper à l'autorité absolue de la médecine et retrouver une certaine indépendance. Chez ces patients, le « savoir du malade » débouche donc sur un mode de vie différent et sur une véritable « culture » impliquant, plus encore que des connaissances, la définition de normes personnelles. Cette nouvelle culture passe par l'aptitude à négocier avec son mal et à s'y ajuster sur le plan émotionnel, à faire des choix et à les mettre en œuvre dans des actes concrets, la capacité à discuter avec les médecins, à chercher à comprendre, au lieu de se soumettre avec docilité aux prescriptions.

Depuis les dix dernières années, l'apparition de ces nouveaux malades, même s'ils sont encore minoritaires, apporte une autre vision de l'autorité médicale et de son rôle dans les sociétés industrielles. Pour Ivan Illich, ce n'est pas une ignorance ou une impuissance intrinsèque, mais bien le développement de l'institution médicale moderne qui détruit chez l'individu la possibilité d'interprétation et de **réaction autonome vis-à-vis de son état**[1]. Devenu dépendant de l'intervention spécialisée qui s'exerce sur lui, le malade, loin de bénéficier de l'action de l'expert et de son savoir, perd confiance dans la force de récupération et d'adaptation biologique de son organisme. Ainsi dépossédé de son énergie vitale, le malade l'est aussi de ses mots et des notions nécessaires pour exprimer son angoisse, car, dit Illich, la médecine ayant pour objectif l'élimination radicale, de la maladie, de l'infirmité, de la douleur et de la mort, elle enlève à ses expériences, jusque-là essentielles dans toutes les sociétés, toute valeur positive. La maladie et la mort ne sont plus qu'écueil et échec.

1.7 Une lutte qui se poursuit : quelle place pour la personne malade ?

Nous avons souligné ici la confiance et la docilité de certains, le savoir et les tentatives d'indépendance des autres, vis-à-vis de cette puissante institution qu'est la médecine. Néanmoins, il est difficile de dire laquelle de ces conceptions rend le mieux compte de l'expérience des malades. De nombreuses personnes se montrent insatisfaites d'une relation totalement asymétrique, surtout à l'hôpital, qui ne se justifie en rien à leurs yeux[2].

Aujourd'hui, avec la place prise par la médecine et la science dans la société moderne, avec la valorisation de la santé et l'intensité du désir de guérir, le conflit est à son apogée et prend la forme d'une essentielle ambivalence. Il serait en effet absurde de vouloir opposer en une comptabilité dérisoire les expressions de révolte et celles de confiance aveugle envers la médecine, ou de chercher à trancher entre elles. Il faut les accepter ensemble dans leur entière contradiction, sachant que cette

1. Illich Ivan, *Némésis médicale*, Le Seuil, Paris, 1975.
2. Herzlich Claudine, « Soignants-soignés, le malade et la médecine », in *Malades d'hier, malades d'aujourd'hui*, 2e éd., Bibliothèque scientifique Payot, Paris, 1991.

apparente irrationalité est le produit de la difficile situation dans laquelle se trouvent les malades.

Aussi le malade n'est ni fondamentalement passif, ni tout à fait actif, ni entièrement docile et confiant, ni totalement révolté. Sachant la nécessité du recours au professionnel, mais très loin de s'y fier aveuglément, convaincu à la fois des bienfaits et de carences de ces recours aux professionnels, le malade compose presque toujours, ruse souvent et parvient parfois à négocier.

C'est par ce mécanisme que passe la « dominance » du médecin, fondée à la fois sur l'objectivité de la science et sur la légitimité de la « profession ». Elliot Freidson l'a analysée avant Ivan Illich, bien plus précisément, quoique sur un ton moins polémique : « Le conflit de perspective est inhérent à la rencontre du professionnel et du profane ; tout professionnel, se fondant sur l'autonomie et la légitimité qu'il a acquise dans l'exercice de sa tâche, tend à définir dans les termes qui lui sont propres la nature du problème de celui qui est à la fois son client et l'objet, voire même la matière, de son travail. Il entend aussi déterminer lui-même le contenu et les limites du service qu'il est prêt à rendre à autrui. Face à lui le malade, le profane, voit la vision personnelle qu'il a de son problème dévalorisée, de même qu'est ignoré son besoin tel que lui-même le perçoit. Deux visions de la maladie et de la réponse qu'elle exige – toutes deux socialement construites : celle du médecin et celle du malade – ne peuvent que s'affronter, mais le plus souvent, celle du médecin prend le pas sur l'autre et c'est la façon même dont le malade pose le problème qui est récusée[1]. » Cette tendance s'accentue aujourd'hui avec la spécialisation de la médecine qui définit de plus en plus étroitement le champ d'intervention du médecin, ignorant donc de plus en plus la réalité globale telle que la ressent le malade.

Or, comme le dit Didier Sicard, « l'hôpital d'un côté encourage la spécialisation, la prouesse technologique d'avant-garde, et de l'autre souhaiterait rester une fenêtre ouverte sur la pathologie courante. Mais les deux aspects sont souvent contradictoires, et l'institution hospitalière s'épuise à trouver sa voie entre sa vocation ancestrale charismatique et son instrumentalisation high-tech. Les hôpitaux publics offrent, jour après jour, un saisissant exemple de grand écart permanent[2] ».

1.8 L'hôpital au sein des tensions, vers un nouveau métier

Plus l'hôpital est performant, plus il est cher pour la collectivité. Il est donc toujours écartelé entre deux finalités – l'une qui tend vers l'efficacité économique et l'autre vers la charité – car il doit, en même temps, assurer au vieillard au bout de sa vie une fin décente, la plus douce possible, faire vivre le prématuré de 700 grammes, promouvoir la fécondation *in vitro*, lutter contre la stérilité, assurer de façon permanente le lien entre la recherche et la fonction d'accueil. C'est une mission impossible, car elle repose sur l'illusion d'une perception permanente de la réalité des choses, de l'identification parfaite des besoins de chacun. Il est utopique de penser qu'une structure résoudra les contradictions de la société contemporaine.

L'hôpital est au cœur même des tensions sociales : il ne peut se substituer à l'incapacité croissante des jeunes à aider leurs parents vieillissants, à la solitude des personnes

1. Freidson Eliot, *La profession médicale*, Payot, Paris, 1984.
2. Sicard Didier, « Le grand écart », in *L'hôpital à vif*, Revue Autrement, n° 109, septembre 1989.

âgées ; il ne peut résoudre le drame de l'alcoolisme et celui de la drogue ; il ne peut être indéfiniment indifférent au coût d'une médecine de greffe toujours plus exigeante, ni faire face constamment à des pathologies de plus en plus coûteuses. Bien qu'il n'ait pas d'obligation de résultats, il a aussi de la peine à se résoudre à l'économie de moyens. Le grand écart pour l'institution hospitalière c'est alors d'être à la fois le lieu d'un futur de plus en plus efficace et le lieu d'accueil de la détresse humaine.

L'organisation actuelle des institutions hospitalières, l'évolution de la demande des patients et des familles, l'augmentation des maladies chroniques, le morcellement des prises en charge, le raccourcissement des durées de séjour, les modes de financement des hôpitaux incitant à une accélération du « *turnover* » des patients, la pénurie de moyens et de personnel ont créé un contexte favorable à l'émergence d'un nouveau métier. Le travail clinique en soins infirmiers qui intègre les champs de la médecine et des sciences humaines est une des réponses innovantes à l'évolution de la société et aux demandes des patients. La clinique en soins infirmiers réarticule le champ du somatique, le champ du pathologique et le champ du psychique. En cela, elle est distincte d'une pratique de soins centrée sur les actes techniques, et différente d'une centration sur le psychologique qui ne prendrait en compte ni les effets psychiques des atteintes somatiques, ni les conséquences corporelles des pathologies ou des traitements médicaux.

2. Pratique clinique en soins infirmiers, un nouveau métier

À partir de la description de plusieurs situations cliniques vécues, je vais tenter de montrer en quoi la pratique d'un clinicien en soins infirmiers, au delà d'une fonction, est bien un nouveau métier. J'ai, en effet, exercé pendant huit ans dans un établissement hospitalier public comme « cadre infirmier clinicien ». Cette appellation officielle aurait pu laisser croire que la fonction avait été définie avant mon arrivée et que les représentations de l'environnement étaient claires par rapport à ce poste. En réalité, il n'en était rien. La négociation avec l'établissement avait uniquement porté sur mon positionnement en fonction transversale et non hiérarchique afin que je puisse répondre aux appels des équipes sur l'ensemble des secteurs. Il était convenu que je pouvais, au-delà de la fonction clinique, également assumer des fonctions de consultant et de superviseur avec le plus de clarté possible.

2.1 Composantes du rôle

Comme il s'agissait d'un poste entièrement nouveau, il m'a fallu un peu de temps pour faire connaître le champ de mes activités. Ma place dans la structure m'a permis peu à peu de clarifier une fonction reposant sur quatre pôles d'activités distincts, que je formulerais comme suit :

- un pôle d'activité clinique directe auprès des patients et des familles ;
- un pôle d'activité de formation auprès des soignants ;
- un pôle d'activité sous forme de supervision et conseil, auprès des soignants et des cadres ;
- un pôle d'activité de recherche en soins infirmiers.

Je développerai tout d'abord les quatre aspects brièvement pour prendre le temps ensuite de développer des exemples concrets de l'activité clinique infirmière qui représentent une des parties spécifique et originale de cette fonction.

Activité clinique directe

Cette partie s'est développée très vite et a pris une grande extension, car les demandes des soignants dans ce domaine sont venues extrêmement rapidement dès qu'il y a eu un lieu pour les exprimer. Au fil du temps, nous avons mis en place des modalités d'interventions qui préservaient la liberté des patients et la responsabilité des équipes, tout en facilitant le fonctionnement de l'activité.

La demande venait pratiquement toujours des équipes (il est arrivé que certains patients demandent directement, mais cela fut rare). Les soignantes repéraient un certain nombre de signes indicateurs de la souffrance ou de la détresse d'un patient et/ou de sa famille. Elles cherchaient alors à vérifier l'indication d'une intervention extérieure au service. Elles ne faisaient appel à moi qu'après avoir évalué la demande du patient et avoir obtenu l'accord de celui-ci pour mon intervention. Des exceptions pouvaient avoir lieu, pour des raisons particulières, lorsque, par exemple, la personne ne pouvait s'exprimer verbalement, mais que les signes cliniques étaient patents, comme dans les problèmes de douleur.

Je n'intervenais donc que secondairement et après accord explicite de la personne concernée. La rencontre se faisait dans le service dans un premier temps, puis en fonction du travail nécessaire et du contrat passé, nous nous rencontrions dans mon bureau à l'hôpital.

Ces rencontres pouvaient se dérouler sur plusieurs mois, voire plusieurs années, en fonction des besoins de la personne et de l'évolution de la maladie, car elles s'adressaient essentiellement aux personnes atteintes d'un cancer, ou vivant une maladie chronique.

Cette façon de faire a abouti à l'ouverture d'une « consultation infirmière » gratuite pour les patients et non officielle au départ, mais qui s'est rapidement développée : 232 consultations dans mon dernier bilan annuel d'activité.

Dans les situations cliniques qui suivent, je développerai les différents aspects du travail en fonction des demandes spécifiques.

Activité de formation

Cette activité a été d'emblée la plus officielle. Elle fut le résultat d'un compromis entre les besoins que j'avais pu observer et les demandes institutionnelles auxquelles je pouvais répondre. Les demandes de la structure visaient plutôt l'amélioration d'outils, l'organisation, voire le management, mais mes propres observations me portaient à proposer des formations dans le champ de la clinique infirmière.

Ainsi furent réalisées des formations portant sur l'élaboration d'un nouveau dossier de soins, le raisonnement clinique, la relation d'aide, la prise en charge de la douleur, le toucher dans le soin, etc.

Ces formations étaient réalisées pour le personnel volontaire de l'établissement. Elles me permirent peu à peu de connaître l'ensemble des soignants et de développer un langage commun lors de mes interventions dans les services.

Activité de supervision et de conseil

Cette activité s'est développée consécutivement aux formations. En effet, celles-ci ont eu pour conséquence de susciter des prises de conscience chez les soignants à propos de leurs façons de faire ou d'être avec les personnes soignées.
En provoquant des changements dans les pratiques de soins, elles ont produit à la fois des inquiétudes et de la culpabilité, mais aussi de l'intérêt et de l'insécurité, ce qui a amené une augmentation de mes interventions dans les équipes soignantes pour des problèmes de soins infirmiers de plus en plus complexes.
J'ai développé cet aspect dans le chapitre précédent (*voir page 60)* sous l'appellation *Réunions cliniques* et *supervision*. Ces pratiques s'effectuaient à la demande des soignants et de façon individuelle ou collective.

Activité de recherche

Ce fut la partie la moins développée de mon activité. Elle nécessitait une formation méthodologique, un soutien et une structure dont je ne disposais pas à ce moment.
Néanmoins, nous fîmes plusieurs tentatives pour tenter de mesurer, avec les infirmières intéressées par ces questions, l'impact d'interventions cliniques spécifiques afin de vérifier leurs effets sur le confort, le bien-être et l'autonomie dans le cas de pathologies chroniques et de traitement lourds comme les chimiothérapies par exemple.

2.2 Situations cliniques

Même si les quatre activités composant ce rôle étaient toutes importantes, c'est néanmoins l'activité clinique qui a pris le plus de place car c'est là que les demandes des équipes sont apparues le plus rapidement.
J'ai choisi pour expliciter cette activité de le faire à partir de situations extraites de ma pratique quotidienne et illustrant à mon sens la particularité de cette posture de clinicienne spécialisée. Le chapitre qui suit décrit des histoires cliniques et donne à voir ce que pourraient être des « pratiques innovantes » en soins infirmiers.

Mme A et sa douleur

L'appel de l'équipe soignante

Je suis appelée dans un service de chirurgie digestive pour une patiente atteinte d'un cancer généralisé avec des métastases osseuses et pour laquelle les traitements antalgiques semblent peu efficaces. Cette patiente de 48 ans est mariée et a un fils de 20 ans. Le couple fonctionne bien, les rapports familiaux sont chaleureux et attentifs tant de la part du mari que du fils.

L'appel vient des infirmières qui ne supportent plus de ne pas arriver à calmer sa douleur, bien qu'elles suivent les prescriptions médicales à la lettre. Je verrais donc cette patiente ce jour-là dans le service avec l'infirmière référente.

Au cours de ce premier entretien, j'évalue avec Mme A la nature de sa douleur au moyen de grilles d'évaluation spécifiques. Ceci nous permet de mieux comprendre les différentes dimensions de la douleur chez cette femme dynamique qui continue de lutter contre sa maladie. En effet, les antalgiques[1] permettent d'apaiser l'aspect physique de la douleur, mais celle-ci a des aspects multiformes que les traitements médicamenteux ne soulagent pas.

Dans l'entretien que nous avons ce matin-là, elle me parle longuement de sa peur de mourir, de son envie de vivre encore sans être trop endormie, et de pouvoir profiter le plus longtemps possible de tous ceux qu'elle aime. Parler ensemble de sa douleur va objectiver son niveau de perception et nous aider à comprendre que ce qu'elle appelle une « douleur supportable » (cotée pour elle à 5 sur l'échelle visuelle), c'est une douleur qui lui permet de se sentir encore vivante. Aussi cette douleur-là, elle ne nous demande pas de la calmer.

L'évaluation de la situation clinique et des ressources du service

L'évaluation, avec elle, de sa douleur nous permet également de créer un code commun par rapport à l'intensité de la souffrance, ce qui facilitera l'ajustement de la prise en charge en respectant le sens donné par elle à ce symptôme. En effet, certains malades ne demandent pas obligatoirement à être complètement soulagés, dans la mesure où la perception douloureuse à un sens particulier pour eux et qu'elle ne les empêche pas de conserver un certain nombre d'activités de la vie quotidienne. C'était le cas pour Mme A.

La pratique courante, surtout dans les services de chirurgie, consiste à administrer systématiquement des protocoles préétablis d'antalgiques, ce qui ne prend en compte ni l'individualité de la personne, ni sa subjectivité, ni la signification du symptôme pour elle. La tendance habituelle, dans les situations de fin de vie, est plutôt de chercher une sédation complète avec son corollaire de somnolence importante. Dans cette situation spécifique, nous allions à l'encontre de ce que cette femme souhaitait. Au-delà des aspects médicaux difficiles à traiter de toute façon, il n'était pas étonnant que nous n'arrivions pas à la calmer.

Cette patiente nous a beaucoup appris, car c'était la première fois, pour nous, qu'était mise ainsi en évidence la notion du sens de la douleur, et plus particulièrement du sens positif de celle-ci. Ceci nous a permis, avec l'équipe du service, de réfléchir sur

1. Traitements médicamenteux qui visent à soulager la douleur.

les différentes dimensions de la souffrance et nous a confirmé, une fois encore, la nécessité d'individualiser la prise en charge des patients.

Les interventions de la clinicienne

Mes interventions se sont donc situées tant au niveau des soignants que de la personne soignée.
Du côté des soignants : mes interventions visaient d'abord à évaluer et à augmenter les connaissances des soignants dans le domaine de la pharmacologie et spécifiquement de la douleur. En effet, l'administration des antalgiques est effectuée par les infirmières et nécessite des connaissances précises sur la nature du médicament, son mode d'administration et sa surveillance. J'ai donc évalué avec elles les éléments de connaissance insuffisante et demandé au pharmacien de l'établissement d'apporter les connaissances manquantes.
Du côté du patient : nous avons introduit d'autres pratiques. Nous avons utilisé des techniques de soulagement autre que les médicaments, en déterminant ensemble une prise en charge qui incluait tous les soignants du service et s'ouvrait à d'autres interventions en complément des antalgiques, comme les massages et la relaxation. Je suis intervenue auprès de cette patiente directement pour réaliser des massages spécifiques centrés sur la douleur, comme la réflexologie plantaire. Puis j'ai enseigné cette pratique aux soignantes afin qu'elles puissent s'en servir en dehors de ma présence.
En évaluant régulièrement les résultats de ces actions, nous avons pu noter que ces techniques de « toucher » permettaient de diminuer les doses de médicaments et maintenaient un niveau d'antalgie satisfaisant pour la personne, sans somnolence, comme elle l'avait souhaité.

La force de la parole

Une autre de mes interventions auprès des soignants a été d'expliquer l'importance de la parole dans cette situation. En effet, Mme A avait besoin aussi de parler de sa mort, et pas seulement avec moi. Être entendue dans sa tristesse et ses peurs était, pour elle, très important. Mais pour des infirmières de chirurgie, entendre cela était très difficile. En effet, l'habitude était que les patientes comme celle-ci ne restaient pas dans le service, elles étaient transférées en service de médecine, et l'équipe se sentait démunie devant cette situation. Mon rôle fut de permettre aux soignantes de parler de cet aspect inhabituel de leur activité et de leur difficulté d'accompagner des personnes en fin de vie sans y avoir été particulièrement préparées.
Du côté des médecins, la coordination nécessaire s'est faite après une discussion avec eux, permettant de se mettre d'accord sur un objectif plus proche des demandes de la patiente, afin d'établir un protocole plus précis et utilisable très rapidement par tous les médecins en cas d'augmentation de la douleur.
Après quelques semaines d'une prise en charge plus globale des différents aspects du problème chez cette patiente, tant au niveau douloureux que sur le plan du confort et de l'accompagnement, Mme A s'éteindra un week-end, à l'hôpital, entourée de sa famille.

Commentaires

Cette situation est survenue à mes débuts dans l'institution, alors que la prise en charge de la douleur dans les services était pour le moins aléatoire. En effet, nous savons combien le problème de la douleur est complexe à traiter. La représentation de la douleur reste connotée culturellement dans ses aspects moraux et religieux, « il est normal de souffrir quand on est malade et la douleur est salvatrice ». Ces réactions ancestrales restaient très profondément ancrées dans les pratiques sans même que les acteurs en soient clairement conscients. Il faut donc que la douleur des patients commence à faire souffrir les soignants pour qu'une intervention extérieure au service soit possible. D'ailleurs, dans ce cas précis, ce qui m'était implicitement demandé était d'aider les infirmières et les aides-soignantes qui ne supportaient pas de voir souffrir Mme A.

Aussi, mon intervention directe auprès de la patiente a surpris les équipes, et en particulier les médecins, qui ne s'attendaient pas à ce qu'une infirmière ayant des connaissances complémentaires aux leurs dans le domaine de la douleur et de la souffrance puisse leur apporter une aide.

Les outils que j'ai utilisés – grilles d'évaluation, entretien d'aide, massages – qui m'ont permis à la fois d'aider Mme A et de montrer les interventions cliniques nécessaires et complémentaires au champ médical, ont été accueillis à ce moment-là avec réserve et curiosité.

Après cette situation, la pratique d'évaluer régulièrement la douleur des patients s'est développée progressivement dans ce service. L'évolution des pratiques et des consciences, la mobilisation sociale autour de la douleur ont permis, au fil du temps, une prise en charge de la douleur incluant davantage toutes les dimensions de la personne.

Mme B et sa déambulation

Une situation ancienne et connue

Mme B a 92 ans, elle est considérée comme démente. Elle séjourne dans le service de long séjour depuis plusieurs années. Les soignantes la connaissent bien et savent ses longues errances dans les couloirs du service. Elle déambule en effet sans but apparent d'une pièce à l'autre, ouvrant et fermant les portes, pénétrant indifféremment dans les chambres des autres patientes ou les locaux communs. Parfois, dans les couloirs du service au moment des soins, elle pousse, ou emmène dans d'autres lieux, le matériel nécessaire aux aides-soignantes pour les toilettes, les lits ou le ménage, provoquant l'agacement ou la colère de celles-ci, qui doivent alors retrouver leur matériel à chaque sortie de chambre.
À certains moments dans ces déplacements, elle bute et tombe, ce qui provoque des plaies et des blessures qui la clouent au lit et la laissent confuse et désorientée pendant des jours. L'équipe est divisée sur la prise en charge de cette personne. Certaines souhaitent une contention ou du moins veulent l'enfermer dans sa chambre. D'autres s'y refusent énergiquement, en rappelant que cela a déjà été essayé et que son état a alors empiré. Entre les partisanes de la sécurité et celles de la liberté, la situation est tendue.
Les transmissions à ce sujet entre équipes deviennent difficiles, chacune suspectant l'autre de ne pas faire son travail. La position des médecins n'est guère plus facile car, d'une part, sur le plan médicamenteux la marge de manœuvre est étroite chez les patients de cet âge-là ; d'autre part, l'orientation médicale du service est de favoriser le maximum d'autonomie le plus longtemps possible, afin de permettre aux personnes âgées une vieillesse dans les meilleures conditions. Prises entre l'idéal et la réalité du quotidien, les réactions médicales deviennent contradictoires, augmentant la tension au sein de l'équipe soignante dans son ensemble.

Des conséquences qui empirent

Au moment où je suis appelée, la situation a empirée. Mme B déambule de plus en plus et devient agressive, elle entre dans les chambres de ses voisines, leur prend leurs affaires qu'elle emmène dans d'autres chambres, ou bien les jette dans les toilettes ou à la poubelle, à la grande colère des autres résidentes. Lorsque les aides-soignantes cherchent à l'en empêcher et la reprennent, elle les griffe, les mord ou les frappe, provoquant des réactions de défense et des mesures de rétorsion par impuissance.
Les médecins, prévenus de ces faits, se voient contraints d'augmenter les médications, ce qui a un effet calmant rapide, mais produit des effets secondaires importants, entre autres de la clouer au lit, et, quand elle se lève, de lui faire perdre l'équilibre qui lui reste. Elle chute alors de plus en plus souvent, se blesse et se retrouve avec de multiples traumatismes qui aggravent son état et la situation de tension dans le service à son propos.

Une équipe, toujours à écouter

Je suis jusqu'alors peu intervenue dans ce secteur, car mon arrivée dans l'hôpital est récente. Ainsi la personne responsable, cadre du service, m'appelle-t-elle davantage en désespoir de cause qu'avec un projet bien précis.

Je rencontre une équipe épuisée, désorganisée face à cette situation et plutôt agressive, du fait de la surdité de l'administration face à leurs demandes de personnel supplémentaire. J'utilise alors les moments informels, temps de pause, échanges pendant qu'elles préparent les soins ou dans les couloirs, afin de les rencontrer et de recueillir auprès des différents soignants leur avis sur la situation, leurs plaintes, leurs insatisfactions et leurs colères. J'utilise volontairement des rencontres informelles, d'une part parce que la situation est très explosive et que parler en comité restreint est plus facile, et d'autre part parce que le sentiment général des soignants dans ce secteur est toujours d'être peu écouté et peu considéré. Travailler chez les personnes âgées est vécu dans le milieu soignant comme peu valorisant.

Après un tour complet de l'équipe, du médecin à la femme de ménage, je propose une réunion générale afin de travailler sur le cas de cette pensionnaire. Les ressentiments ayant été un peu évacués lors de nos échanges, l'expression des difficultés réelles sera plus facile.

Nous reprenons ensemble tout ce qui est connu de l'histoire de cette dame avant et depuis son arrivée, son état de départ et actuel. Nous cherchons les liens possibles entre ses comportements et des événements dans le service, disparition d'autres pensionnaires, changement de personnel ou de stagiaires. En effet, ce qui apparaît le plus difficile à vivre pour l'équipe, c'est le manque de sens de ses comportements. Ma préoccupation dans cette rencontre est donc de les aider à interroger le sens possible de cette déambulation pour Mme B.

Les ressources possibles, proches ou lointaines

Comme la recherche en soins infirmiers est très peu développée en France, je sais qu'il n'existe pas de recherche ou d'étude dans ce domaine. À ma connaissance, les seules études sur la question ont été faites en Suisse. Ces travaux[1], réalisés en service de psychogériatrie à l'hôpital psychiatrique de Genève par des spécialistes cliniques, montrent que la déambulation, pour une personne âgée démente provient soit d'un sens qu'il faut référer à son histoire de vie, soit d'une manifestation d'angoisse qui s'exprime par le mouvement.

Cette étude propose donc deux positions possibles dans la prise en charge : les déambulations qu'il vaut mieux arrêter, car elles sont source d'augmentation de l'angoisse, et celles qu'on peut encourager car elles participent à la conservation d'une cohérence dans l'histoire de vie de la personne. Je m'appuie sur cette étude pour proposer aux infirmières et aides-soignantes volontaires de construire une « grille d'observation de la déambulation », afin de chercher à voir si nous pouvons redonner un sens à ce comportement.

Une analyse précise qui s'impose

Ce travail va nous prendre plusieurs jours, mais le petit groupe de soignantes se prend au jeu. Il s'agit d'élaborer une grille d'observation pour comprendre quels sont les circuits suivit par Mme B, repérer si certains lieux sont plus attractifs que d'autres, s'il y a des constantes, des lieux où elle ne va pas, ou bien des lieux où elle va systématiquement, si ce sont toujours les mêmes circuits ou non.

---

1. *La déambulation des personnes âgées démentes en service de psychogériatrie*, recherche faite sous la direction de Mireille Balahosky, Genève, non publié, 1993.

Une fois la grille d'observation faite, nous convenons de faire l'observation sur trois journées de semaine et un week-end. Il est donc prévu que, munies d'exemplaires de la grille, les soignantes observent où se déplace Mme B, notent les déplacements, les lieux dans le service où elle va, ceux où elle s'arrête, les horaires. La consigne est d'observer simplement et ne lui faire des remarques que si elle fait des choses dangereuses pour elle ou désagréables pour les autres pensionnaires.
Intéressées par cette façon nouvelle de considérer le problème fréquent de la déambulation dans le service, le personnel va remplir les grilles avec beaucoup de rigueur.
Je me charge de dépouiller les grilles et de les analyser, puis de faire part des résultats au cours d'une grande réunion à laquelle est convié tout le personnel du service. La collecte des grilles, remplies au fur et à mesure, va me donner l'occasion de recueillir toutes les remarques et commentaires qui n'ont pu être notés et qui vont montrer le changement de regard des soignants sur Mme B.
L'analyse des grilles fait apparaître que :

- Mme B ne se déplace pas au hasard, elle cherche les endroits où il y a du monde : si elle ouvre une porte et qu'il n'y a personne, elle la referme aussitôt ; en revanche, si il y a quelqu'un, elle entre ;
- elle se déplace en fonction des horaires de repas : elle connait les circuits des aides-soignantes à ces moments-là et les suit ou les précède ;
- certains de ces déplacements lui servent à imiter le travail des soignantes, en particulier lorsqu'elle déplace leur matériel : en fait, elle ne le déplace pas n'importe où mais elle le range.

La discussion avec toute l'équipe, médecin compris, va d'abord mettre en évidence que ces comportements ne sont pas « insensés », mais qu'ils ont une logique interne qui est la sienne, ce qui va faire réfléchir sur le regard que l'on porte sur les personnes démentes en catégorisant un peu vite parfois leurs attitudes.
Ce qui va apparaître également, c'est que cette femme est là depuis plusieurs années. Plus personne ne se souvient de son histoire, les dossiers de soins ou médicaux sont « vides d'histoire » au bout d'un moment, car ils ne contiennent plus que des éléments succincts sur l'état de santé de la personne. Cela aboutit au bout de quelques années à ce que nul ne se souvienne, et en particulier que l'on ne sache plus rien, de ce qu'a été la vie ou le métier de la personne.

Une histoire retrouvée, un regard changé

Dans le cas présent, cela avait une importance, car des recherches sur ce point, auprès de voisins qui l'avaient connue, nous ont appris qu'elle avait été postière.
Il fut très intéressant de voir comment ces éléments, qui ont surgit au cours de la discussion, ont redonné pour toute l'équipe une cohérence et un sens, leur permettant de regarder cette femme différemment et de voir sa déambulation comme autre chose qu'un signe de démence.
Un dernier élément a beaucoup frappé l'équipe soignante. Au fur et à mesure de l'observation des personnels avec la grille, Mme B s'apaisait. Agitée au départ, sa déambulation s'est peu à peu calmée, sans que les soignantes aient à faire des interventions particulières. Ce fait les a beaucoup intriguées, dans la mesure où, en observant seulement, elles n'avaient pas conscience de faire quelque chose pour la patiente. Constater alors qu'avoir de l'attention pour quelqu'un, sans autre intervention que de le regarder avec intérêt et bienveillance, pouvait changer quelque

chose dans son comportement, a été la découverte la plus importante de ce travail. Après cela, les choses ont été plus faciles. Nous avons réfléchi ensemble à la façon d'aborder Mme B. Les aides-soignantes ont appris à repérer beaucoup plus vite les signes d'agitation et à intervenir d'abord en accrochant le regard de Mme B avant de lui donner des consignes. Elles ont compris comment lui parler avant de la toucher, comment rester face à elle pour lui dire quelque chose, comment éviter de lui parler par derrière ou de côté sans qu'elle les voit.

Un ensemble de petits actes dont elles ont pu constater progressivement l'efficacité pour la relation et l'effet calmant sans avoir recours ni à une contention, ni à des médicaments.

Ce travail a été très important pour le service car, outre le soulagement d'avoir pu gérer cette situation, il a aussi donné au personnel infirmier et aide-soignant une représentation de ce que pouvait être une autre façon de soigner, sans administrer des médicaments ou sans faire des soins de « nursing ». Elles m'ont dit s'être senties valorisées par cette façon de travailler, à la fois autonome et complémentaire au champ médical.

Commentaires

Dans cette intervention, je me suis davantage centrée sur les équipes que sur cette vieille dame. Je l'ai décidé ainsi, car je connaissais la philosophie médicale du service et le souci de l'équipe multidisciplinaire par rapport à l'autonomie des personnes âgées. Je savais aussi qu'il est important de ne pas intervenir « à la place » des équipes de soins, dans ces secteurs où elles se sentent très vite dévalorisées, car cela risque de renforcer le processus de dévalorisation.

Je me suis donc située dans un rôle de superviseur ou de consultant un peu extérieur, plutôt que dans un rôle d'intervenant direct auprès de Mme B. Ceci a permis de clarifier ce qui se passait, d'analyser avec un cadre professionnel les signes qui nous étaient donnés à voir et d'aider à trouver des options de soins originales et adaptées à cette personne. En l'occurrence, il s'agissait de ne pas l'empêcher de déambuler, contrairement à ce que le service tentait de faire depuis plusieurs semaines.

L'important dans cette situation était que les soignantes puissent donner un sens à cette déambulation afin de sortir de « l'insensé », difficile a supporter pour les équipes, mais aussi peut-être pour la patiente, qui peut percevoir le changement « d'ambiance » du regard que l'on porte sur elle et modifier son comportement, ce qu'elle fera d'ailleurs.

Mais le point fort de ce travail a été la découverte par l'équipe que le regard qu'on porte sur quelqu'un peut modifier son comportement en l'absence de toutes autres interventions. Les personnes de l'équipe ont alors pris conscience, dans les réunions que nous avons eu ensuite, du pouvoir qu'elles exerçaient sans le savoir vraiment sur les personnes âgées. Ceci fut un point de départ fort important pour l'amélioration des soins dans ce secteur. Elles ont concrètement vu comment il est possible de sortir de la routine et d'avoir une pratique innovante.

Mme C et ses incompréhensions

La demande, souvent de l'équipe infirmière

La demande émane des infirmières d'abord qui s'inquiètent pour cette personne et prévoient des suites difficiles. Il s'agit d'une jeune femme de 34 ans qui doit être opérée rapidement d'un cancer du sigmoïde. Elle est mariée et le couple a deux petites filles. Elle m'est présentée comme très calme, ayant bien accepté la situation malgré le choc de l'annonce, ce qu'elle me confirmera.

Le chirurgien me parle d'elle car elle a fait un « rush »[1], se manifestant par une éruption de plaques rouges et des démangeaisons sur tout le corps, ce qui a empêché l'intervention prévue. N'ayant trouvé aucune cause médicale et un peu démuni, il souhaite que je la rencontre.

Les entretiens, des étapes fondamentales

Mon premier entretien avec Mme C porte sur sa perception des événements et de la maladie, son incompréhension de ce qui lui arrive, incompréhension également de cette éruption alors qu'elle se sentait prête pour l'intervention. Elle fait alors le lien entre cette éruption et un purpura, dans le passé, qui l'a handicapée pendant des années lorsqu'elle travaillait, après la naissance de sa seconde fille. Il s'est arrêté brusquement quand elle a pris la décision d'élever ses enfants et d'arrêter son activité professionnelle.

Le lien qu'elle fait est un lien d'incompréhension : elle dit ne pas avoir compris ce qui lui était arrivé à l'époque car elle aimait son travail et se sentait bien dedans, pas plus qu'elle ne comprend ce qui se passe maintenant par rapport à l'éruption.

Je lui propose de rechercher dans ce qui s'est passé avant le « rush », un ou des événements ayant pu la perturber sur le plan émotionnel. Elle me parle alors d'une grande colère éprouvée à l'égard de son frère qui est parti en week-end, en laissant seule sa mère alors que son père vient de se faire opérer la semaine précédente d'une tumeur intestinale.

Elle me dit au passage, sans émotion apparente, qu'elle a probablement la même chose que lui, et convient avec moi qu'il est possible que cette colère qui l'a mise « hors d'elle » ait un lien avec son éruption. Après cela, elle retrouvera dans sa mémoire des moments de disputes et de colères à son travail dans le passé, et qui avaient précédé le déclenchement du purpura.

Au cours de cet entretien, je suis amenée à lui expliquer le processus de stress et ses liens avec le fonctionnement du système immunitaire, ainsi que la part de gestion personnelle que nous pouvons avoir sur ces processus.

Au cours du deuxième entretien, toujours avant l'intervention, elle me dit son sentiment d'être coupée en deux par rapport à ce qu'elle pense et contrôle d'un côté, et de l'autre côté ce qui se passe dans son corps et qui lui échappe complètement. Elle me dit sa difficulté à croire qu'elle peut faire quelque chose pour elle-même, en plus du traitement qu'elle suit d'ailleurs à la lettre.

L'essentiel de l'entretien portera là-dessus, ainsi que sur sa grande difficulté à exprimer ses émotions, difficulté datant de son enfance, dit-elle, ainsi que d'un sentiment de culpabilité très souvent présent dans ses relations et dont elle ignore

1. Rush : terme générique pour désigner une éruption soudaine sur tout le corps.

évidemment l'origine. Dans cet entretien, mon souci est de l'aider à se préparer à l'intervention, car elle craint à nouveau que quelque chose l'en empêche.

La relaxation, une détente qui rend acceptable l'émotion

Je lui propose donc d'expérimenter des techniques simples de relaxation, qui lui permettront d'éprouver dans son corps des sensations de détente, et pas seulement de se sentir détendue dans sa tête. Elle est d'accord pour expérimenter cela jusqu'à l'intervention. La séance de relaxation donne de bons résultats, elle se sent complètement détendue, y compris corporellement, et cela semble nouveau comme sensation pour elle.

L'intervention a lieu le lendemain et se déroule normalement. Les infirmières m'appellent alors, car le chirurgien lui a annoncé le résultat de l'examen. Il s'agit bien d'une tumeur cancéreuse, il lui dit avoir enlevé le maximum, mais un traitement de chimiothérapie doit être envisagé. Bien que le prévoyant, elle est en larmes à cette nouvelle. Un peu désemparées devant cette émotion, les soignantes font appel à moi. Cette manifestation est entendue par le service comme étant de nature dépressive. La réponse est alors de chercher à la faire disparaître avec des médicaments plutôt qu'à l'accueillir comme un processus normal. Mon intervention auprès des infirmières portera sur la compréhension des signes du processus de deuil.

Je retrouverais Mme C quelques jours plus tard. Elle va bien, me dit-elle, elle ne souffre pas, la douleur a été très bien gérée dans les suites opératoires. Elle est souriante et parait détendue, elle se réjouit de sortir bientôt et de retrouver sa famille. Elle souhaite oublier et ne veut pas penser à la suite du traitement. Sa préoccupation essentielle est de ne surtout pas déranger l'organisation de sa maison et de tout faire pour que les choses continuent comme avant.

Je lui fais remarquer alors qu'elle fait passer en priorité le confort de sa famille avant même de s'occuper d'elle. Elle en convient en ajoutant que cela a toujours été ainsi et qu'elle a appris à faire passer les besoins des autres avant les siens. Notre échange porte là-dessus et s'accompagne pour elle de beaucoup d'émotion.

La visualisation, un lieu qui ouvre à l'apaisement

Dans la semaine qui suit son retour à la maison, nous nous rencontrons dans mon bureau à deux reprises. La première fois, elle parle de ce qui la préoccupe par rapport à sa maladie. Elle souligne en particulier le fait qu'elle se doutait depuis les tout premiers symptômes qu'il s'agissait d'un cancer et que, lorsque cela s'est avéré juste, son mari lui a dit : « C'est parce que tu y pensais que cela est arrivé, alors arrête de penser à la maladie et cela ira mieux. » Depuis, ajoute-t-elle avec un sourire embarrassé, « je n'ose plus penser à l'avenir car j'ai peur que cela déclenche quelque chose de mauvais ».

Je clarifie avec elle ce qu'elle appelle « mauvais ». Il s'agit bien sûr du risque de récidive. J'explique alors que s'empêcher de penser n'est pas le seul chemin possible pour faire face à cette maladie. Elle sait cela, mais me dit aussi qu'elle ne croit pas du tout à la possibilité de lutter elle-même contre la maladie. Elle attend que le traitement la guérisse mais se sent complètement impuissante et désarmée devant ce qui lui arrive.

Je suis assez frappée par la façon dont elle est inhibée et saisis mieux alors pourquoi elle est aussi attentiste et soumise au discours de la médecine et des médecins. À l'entretien suivant, elle souhaite reprendre la relaxation, elle me dit ne pas arriver

du tout à se détendre chez elle. La séance portera sur la visualisation d'un lieu où elle peut être bien et surtout qu'elle peut retrouver en dehors de nos rencontres si elle en a besoin.
Cette séance sera suivie de plusieurs autres, ayant pour thème le traitement chimiothérapique et son système immunitaire, en utilisant des techniques dites « d'imagerie mentale »[1]. En effet, nous savons que nos images mentales sont le pivot de notre réalité intérieure. Dans la maladie cancéreuse, comme dans toute maladie grave, ces images intérieures peuvent être particulièrement difficiles, voire angoissantes et contribuent à augmenter le stress de la maladie.
Le travail consiste alors à aider la personne à élaborer et à transformer ces images afin de les utiliser pour lutter contre la maladie plutôt que pour s'inhiber devant la menace. Les séances suivantes seront consacrées à travailler sur ses représentations du cancer (qu'elle imagine comme un « paquet rouge » très localisé dans son intestin) et sur ses représentations du traitement chimiothérapique vécu comme agressif et destructeur, plus pénible que la maladie elle-même.

Un suivi qui respecte le rythme de la personne

Je la reverrais à plusieurs reprises lors de ses brèves hospitalisations pour son traitement. Elle a appris peu à peu à faire seule le travail de visualisation et nos rencontres vont lui servir à vérifier ce qu'elle fait, à parler de ses inquiétudes quant à la maladie et de ses incertitudes quant à l'avenir. Elle abordera en particulier une de ses préoccupations majeures, sa reprise d'un travail où elle ne se sent pas bien, et l'impossibilité pour elle de prendre la décision de l'arrêter.
Après quelques semaines, elle répond bien au traitement médical et ses examens sont bons. Nos rencontres peuvent s'espacer et nous convenons qu'elle appelle si besoin. Elle appellera à plusieurs reprises, jamais pour des choses graves concernant sa maladie, mais plutôt pour parler de ce qui se passe pour elle, des idées qui lui passent par la tête et dont elle cherche auprès de moi la confirmation qu'elles sont absurdes, où bien d'un cauchemar, toujours le même, qu'elle fait régulièrement et contre lequel elle lutte sans en comprendre le sens. Le fait d'en parler et de chercher à comprendre le message le fera d'ailleurs disparaître dans les jours suivants.
À chaque fois, elle s'y prendra de la même façon : toujours douce et souriante, elle amènera, sans avoir l'air d'y toucher, des choses importantes et me quittera pensive et étonnée comme si elle continuait à douter elle-même de ce qui lui arrive, et de ses capacités à parler d'elle. Nos relations s'espaceront doucement au fur et à mesure de l'évolution positive de sa maladie.

Commentaires

J'ai été très frappée, tout au long du travail avec Mme C, de sa grande difficulté à reconnaître et à verbaliser ses émotions, en particulier les affects négatifs, de voir le peu d'importance qu'elle s'accordait à elle-même, l'autodépréciation et l'impuissance dans laquelle elle vivait au point qu'elle n'imaginait pas possible de pouvoir changer, même très peu, l'organisation de sa maison pour privilégier son propre confort.
J'ai pu mettre en lien ces différentes caractéristiques avec les travaux de Temoshok[2],

1. Ces techniques sont inspirées du travail de Carl et Stéphanie Simonton dans *Guérir envers et contre tout.*
2. Bruchon-Schweitzer Marilou et Dantzer Robert, *Introduction à la psychologie de la santé*, Presses Universitaires de France, Paris, 1994.

sur ce qu'il a appelé « le type C ou répresseur », issus des recherches épidémiologiques consacrées aux cancers, et qui désigne un style comportemental complexe caractérisé par de fortes défenses (incapacité à reconnaître et à verbaliser ses émotions, notamment les émotions hostiles) et par une détresse sous-jacente (autodépréciation, sentiment d'impuissance et de perte de contrôle).

Mon objectif a donc été de chercher à ouvrir un espace où Mme C pouvait parler d'elle, élaborer ce qu'elle vivait, identifier et reconnaître ses émotions et en particulier ses colères. C'est avec ce fil conducteur que j'ai utilisé l'outil de la relaxation associé à la visualisation et au dessin, car cela permet pour ce type de personne d'approcher en douceur ce qui leur fait très peur, à savoir la reconnaissance de leur propre violence, dont la répression crée inhibition et passivité.

Ma proposition de venir me rencontrer pendant les intercures de chimiothérapie et de poursuivre le travail commencé dans l'hôpital sera accueillie avec soulagement, car elle appréhendait la solitude du retour à domicile malgré la présence de sa famille. L'ouverture de cette « consultation » de suivi a pris tout son sens pour cette patiente.

M. D et son hoquet

La demande, celle du médecin

Un soir à l'hôpital, alors que je passais voir un patient qui n'allait pas très bien, je suis arrêtée dans le couloir par un des médecins avec lequel je travaille régulièrement. Il est préoccupé par un jeune patient pour lequel il souhaiterait que j'intervienne rapidement. Il s'agit d'un jeune homme de 25 ans qui est atteint d'une maladie de Hodgkin[1]. En traitement chimiothérapique depuis plusieurs semaines, il allait bien jusqu'à sa dernière cure. Après celle-ci, il s'est mis brutalement en aplasie[2], et, pendant son isolement, a démarré un hoquet dont il n'arrive pas à se débarrasser.
Au moment où le médecin m'en parle, ce hoquet persiste depuis trois jours et deux nuits sans arrêt, empêchant le patient de dormir et de manger. Plusieurs traitements médicamenteux ont été essayés sans succès, et la venue d'un psychiatre n'a rien amélioré non plus. À bout de thérapeutiques, le médecin m'en parle (sur la suggestion des infirmières). Bien qu'il ne voie pas très bien ce que je puisse faire, il me propose de le rencontrer. Je vais donc voir ce patient que je trouve au fond de son lit, épuisé et désemparé par ce trouble qui ne cède à aucun traitement.

L'entretien, espace de création de la confiance

Entre deux hoquets, il m'explique qu'il a très bien supporté la chimiothérapie jusqu'à la sixième cure. Il pouvait sortir avec ses amis, avoir ses occupations habituelles sans problème particulier et se sentait très bien. Or, juste avant la septième cure (la dernière), il a fait un cauchemar où il se voyait mort, empoisonné par la chimio. Il est donc venu à ce dernier traitement très angoissé, car il n'avait jamais pensé à la mort jusque là. Depuis, tout va mal, d'abord l'aplasie et puis ce hoquet nuit et jour qui l'épuise. En l'observant au fur et à mesure qu'il parle, je note que sa respiration est courte et superficielle et que son diaphragme est bloqué.

Le toucher, lieu du contact et de la renaissance

Avec son autorisation, je pose ma main sur la région diaphragmatique et lui suggère de fermer les yeux en lui proposant de se relaxer. Comme il m'a dit, avant, ce qu'il aimait, je lui suggère des images qui peuvent l'aider à se relâcher. Peu à peu je le sens se détendre, ce qui me permet de glisser mon autre main sous sa nuque. Celle-ci est globalement aussi contractée que le diaphragme, mais il y a un point localisé, au niveau de la troisième vertèbre cervicale, gros et dur comme un noyau de cerise. C'est sur ce point particulier que je vais focaliser mon attention. Dans le même temps, je continue la relaxation. Au fur et à mesure, sa respiration s'approfondit, et sous l'effet conjugué de ma main et de la relaxation, le point au niveau de la nuque lâche subitement.... le hoquet aussi! M. D s'endort. Je quitte la chambre et demande aux infirmières de ne pas le déranger durant les heures qui suivent.
Je le retrouve le lendemain ayant passé une nuit complète et paisible, sans hoquet. Il en est un peu surpris et le personnel du service aussi ! Le hoquet ne reviendra pas, en

1. Lymphogranulomatose maligne touchant les ganglions lymphatiques.
2. État où les globules blancs du patient chutent à un niveau tellement bas que celui-ci n'a plus de défenses immunitaires.

revanche le diaphragme libéré va lui permettre de vomir, ce qu'il n'arrivait pas à faire jusque-là et qu'il ne faut pas empêcher, contrairement à ce qui se fait habituellement.

La relation d'aide et la prise de conscience

Au cours de nos rencontres, M. D acceptera progressivement de me parler de ses difficultés avec sa mère, et de son ambivalence à son égard. En effet, bien que ne m'occupant pas de lui, j'étais néanmoins au courant des difficultés du service avec Mme D. Elle est considérée par les infirmières et les médecins comme une mère très protectrice, « elle le couve trop » m'a-t-on dit, et cela provoque sentiments d'irritation à son égard et de commisération à l'égard de son fils.
Sa position à lui est ambivalente. Il vivait chez lui avec son amie, il avait un travail, mais la maladie l'a fait retourner chez ses parents où il est entièrement pris en charge, et cela lui convient. Par ailleurs, sa mère est tout le temps à l'hôpital, pose beaucoup de questions au médecin, s'inquiète de tout. Il ne sait pas comment lui dire qu'elle s'occupe trop de lui, car il est conscient de son inquiétude et ne veut pas la blesser. « Elle m'envahit » me dira-t-il, mais comme l'envahit aussi le reste de sa famille. Au point que pour la première fois, j'entendrais un patient me dire qu'il a aimé « l'isolement » dans lequel on l'a mis lors de son aplasie, c'est-à-dire coupé du monde, visites quasiment interdites et tellement de mesures d'hygiène que même les soignants limitent leurs entrées. Devant ma surprise à cette réaction complètement inhabituelle, il ajoutera: « C'était le seul moment où je pouvais penser sans être dérangé tout le temps ! »
Au cours de nos entretiens suivants, il fera progressivement un lien entre le cauchemar précédant la dernière chimio, l'impossibilité de vomir – car c'était dans son esprit vomir le traitement qui le soignait – le hoquet empêchant à la fois de vomir et de manger et l'envahissement maternel. Peu à peu il pourra pleurer, dire ses peurs, et sentir ses difficultés à être en contact avec ce qu'il vit. Il conclura en me disant : « J'avais la sensation d'être toujours rempli et de ne rien pouvoir faire sortir. »
Après cela, il m'accueillera un matin en me disant qu'il avait pu dire à sa mère ce dont il avait besoin et qu'elle avait bien pris cela. Il était soulagé et content de lui, il souhaitait continuer à me voir après sa sortie du service, ce qui était possible puisque je suis les patients qui le souhaitent en dehors de leurs hospitalisations. Son souhait était de continuer un travail de relaxation, car il s'était rendu compte au cours de nos séances que ce travail améliorait ses relations avec son environnement.
Nous avons donc poursuivi nos rencontres et un travail de relaxation, pendant quelques temps après son hospitalisation. J'ai pu constater ses progrès dans l'élaboration et la verbalisation de ses affects, ce qui lui était très difficile au début. Actuellement, je sais qu'il a subi une autogreffe à Paris, ce qui est le protocole habituel dans ce type de maladie, qu'il a repris son travail et qu'il va bien.

Commentaires

Le plus urgent dans cette intervention était pour moi d'agir par rapport au hoquet, même si je savais qu'il n'était que le symptôme le plus manifeste d'une difficulté plus large. Grâce à mes connaissances en pathologie, mais surtout à cause de mes connaissances en anatomie, je sais que ce sont les mêmes groupes de muscles qui sont en jeu dans le processus de vomissement, de hoquet et de larmes. De fait, il y a un lien étroit entre la capacité à pleurer et la capacité à vomir. Lorsque le vomissement est impossible, le diaphragme se bloque et le hoquet survient. Le nerf phrénique passant au niveau de la troisième cervicale, on peut, dans certains cas, sentir la contracture à ce niveau sur laquelle on peut agir avec un toucher thérapeutique.

L'intervention était donc apparemment simple, mais la question du processus qui avait amené à ce symptôme restait à comprendre. La personnalité de M. D., assez introverti, laissant peu de place à l'expression de l'émotion, le prédisposait sans doute à ce type de manifestation. Il apparaît en tout cas que la libération du diaphragme en arrêtant le hoquet lui a permis d'abord de vomir, de parler, et de pleurer, puis de commencer à exprimer quelques émotions, non seulement à propos de sa famille mais aussi a propos de sa maladie, vécue jusque là comme un incident de parcours dont il s'accommodait en retournant dans le giron familial.

J'ai surtout utilisé un savoir en relation d'aide, à partir d'écoute active et de reformulation de type Rogérien afin d'aider M. D. à verbaliser les difficultés familiales et personnelles dans lesquels il était pris. Puis j'ai introduit progressivement la relaxation lui permettant un contact avec ses images intérieures. Dans cet accompagnement, je suis restée volontairement dans le registre de « l'ici et le maintenant » car je n'ai pas perçu de demande de travail thérapeutique approfondi, mais plutôt le besoin d'être soulagé de son symptôme.

Dans notre premier échange, ce qui m'a frappé c'était ses paroles autour du « plein et du vide », comme si pour M. D. il était impossible de vider et par conséquent de remplir, comme s'il n'avait pas d'espace intérieur. Passer par le corps en stoppant le hoquet a permis qu'il puisse vomir, puis qu'il puisse parler en particulier de ses émotions et de ses sentiments d'irritation, de rejet, d'agressivité et de colère, ce qui était inimaginable pour lui au départ. En effet, comment vomir le traitement qui vous guérit ? Comment rejeter la mère qui vous choie ?

Le travail de relaxation lui a probablement fourni un support, pour accepter la relation avec moi, tout en étant un peu à l'abri de « l'envahissement » qu'il vivait par ailleurs.

Mme E, cancer et violence

Un appel qui révèle l'urgence de la situation

L'appel m'arrivera un matin en urgence, en provenance du médecin cancérologue qui a en charge cette patiente depuis deux ans. Il s'agit d'une toute jeune femme, elle a en effet 34 ans et un physique d'adolescente lié à la fois à sa maigreur mais aussi à la finesse de ses traits ; cela lui donne un air de grande fragilité. Elle est mariée et le couple a un jeune garçon de 8 ans environ.

J'apprends qu'après un premier cancer du sigmoïde il y a dix-huit mois, elle a d'abord été opérée, puis a subi un traitement de chimiothérapie qui s'est mal passé. Elle a beaucoup vomi malgré les traitements antiémétique, ne voulait aucune aide et après chaque cure quittait très vite le service sans rien demander. Lors de ses hospitalisations elle parlait peu, restait le regard dans le vide, ou dormait toute la durée du passage de la perfusion.

Aux interrogations des soignantes, elle répondait seulement qu'elle ne voulait pas de la chimio mais qu'elle acceptait le traitement pour son mari et son fils qui lui avaient demandé de se faire soigner. Les infirmières, sentant ses difficultés, lui avaient à plusieurs reprises proposé une rencontre avec moi, ce qu'elle avait toujours refusé disant qu'elle n'en avait pas besoin. Comme ma pratique est de ne rencontrer que les patients qui sont d'accord pour me voir, la proposition en était restée là et je ne l'avais jamais vue.

Ce matin-là, la situation est difficile car son cancer a récidivé il y a trois mois. Elle a été réopérée et doit à nouveau subir une chimiothérapie car une partie du péritoine est touché. Elle revient donc ce matin pour une nouvelle série de traitements, mais la première cure est impossible ce jour, son résultat d'examen sanguin ne permettant pas de commencer. Elle doit donc repartir chez elle, mais dit ne plus vouloir revenir. Une intervention est donc urgente, car le médecin craint, à cause de ses désaccords antérieurs pour se faire soigner, qu'en partant maintenant (et il n'est pas question de l'en empêcher), elle ne revienne pas. Sur la pression du médecin, et bien qu'elle n'ait rien demandé, j'accepte d'aller la voir.

Dire la peur pour ne pas se laisser envahir

Dans la chambre, j'ai en face de moi une toute jeune femme recroquevillée sur son lit qui lève la tête sans rien dire à mon entrée. Après m'être présentée, je lui demande si elle accepte que nous parlions un peu de ce qui lui arrive. Elle acquiesce en ajoutant tristement que cela ne changera rien, car elle ne veut pas se faire soigner de toute façon. Je m'assieds près d'elle sur le lit et lui précise que mon travail n'est pas de la convaincre de se faire soigner mais de l'aider à prendre la décision qui est la meilleure pour elle. Elle se redresse alors et me dit qu'elle sait que sa maladie a récidivé, elle a tout supporté l'année dernière, mais cette fois-ci elle a trop peur. Il lui est impossible d'accepter de faire cette chimiothérapie, cela a été trop dur la première fois. Elle l'a fait pour son mari et son fils, mais si elle avait été seule elle ne se serait pas fait soigner du tout. Elle ajoute être très croyante, elle s'est remise entre les mains de Dieu, c'est à lui qu'il appartient de la guérir ou non et elle a accepté les deux possibilités. Ce que j'entends derrière cet apparent détachement, c'est surtout de la peur, une très grande peur. Aussi j'entreprends doucement d'explorer cet affect.

Elle me confirme qu'elle a en effet très peur, mais elle ne sait pas de quoi, elle ne comprend pas vraiment d'où vient cette terreur qu'elle éprouve à l'idée de la chimiothérapie. Elle ne peut rien me dire de plus, elle ne sait pas mettre de mots dessus, ni d'images ; il y a seulement un grand trou noir, et une terrible sensation d'être à la fois nouée et coupée de son corps.

Retrouver le contact et renouer avec soi

Cherchant comment aborder cette panique le plus doucement possible, je lui propose, en restant très proche d'elle physiquement pour contenir l'émotion que je sens terrorisante, de se mettre en contact avec ce qu'elle sent dans son corps, en fermant les yeux – ce qu'elle accepte de faire – et de me décrire la sensation avec le plus de détail possible. Dans le même temps avec sa permission, je pose ma main sur sa poitrine pour donner un contact sécurisant. Soutenue par ma voix, après quelques instants de silence, nous suivons le fil de cette sensation : le trou noir, pas d'image, une sensation de froid, de ne rien sentir, de ne pas être dans son corps.
Toujours avec sa permission, ma main se pose alors sur son ventre à l'endroit où elle me dit que la sensation de froid est la plus forte. Repliée sur elle-même, elle accepte néanmoins le contact de ma main à cet endroit, je sens le ventre dur et comme vide. Quelques instants passent comme suspendus, la sensation pour moi que le temps s'arrête, nous respirons ensemble sans parler, puis elle éclate en sanglots, des mots en rafale reviennent comme de très loin, les images se bousculent, et le passé remonte brutalement.
D'une manière hachée d'abord, elle me racontera les viols successifs par son père lorsqu'elle avait entre neuf et douze ans, après la mort de sa mère survenue lorsqu'elle en avait huit ; le silence et la peur de ces trois années ; les chantages de son frère qui savait ce qui se passait, et qui se servait d'elle pour cacher ses frasques, en la menaçant si elle se plaignait de tout raconter au père ; sa vie de petite fille seule dans cette maison où il n'y avait que des garçons ; puis son soulagement quand son père est mort lors de ses douze ans ; et ensuite le silence toujours, la vie comme si rien n'avait eu lieu, la culpabilité et le chagrin.
Avec pudeur et retenue, elle racontera en quelques minutes des années de solitude repliée sur sa peine, elle dira son chemin vers la religion, ultime recours, son rêve de vivre comme les autres, d'avoir un mari et des enfants et sa fierté d'avoir réussi. J'apprendrais alors qu'elle n'avait jamais parlé de cela, sauf à son mari très récemment et très brièvement.
Au fur et à mesure de cet échange, je sentirais se relâcher sa tension intérieure. Ma main dans la sienne, elle reviendra au présent, en me disant le lien qu'il y a pour elle entre sa maladie et ces événements du passé, les intrusions dans son corps qu'ont représenté les deux opérations chirurgicales et l'envahissement par un produit toxique que représente ces traitements, et le sentiment d'être violée et non respectée qu'elle revit à chaque chimiothérapie.
Elle me racontera à ce moment, que lors de ses précédentes hospitalisations elle attendait impatiemment d'être hors des murs de l'hôpital pour vomir sur le trottoir, avec le sentiment de se débarrasser du produit qu'on venait de lui injecter. Et puis, toujours les pressions faites par des hommes, mari, fils, médecins, pour qu'elle accepte cet insupportable… Il y a là un nœud dans lequel elle est bloquée : elle comprend la position de ceux qui la poussent à se soigner, elle ne veut ni les décevoir ni les peiner, mais dans le même temps c'est impossible pour elle de subir cela à nouveau.

Préserver le lien entre patient et thérapeute

Mon souci à ce stade de notre échange est de préserver le lien qui vient de naître dans cet entretien. Aussi, je ne discuterais pas sa décision de rentrer chez elle et de refuser le traitement, mais je lui propose simplement de continuer à la voir dans mon bureau à l'hôpital, ce qu'elle accepte. Elle part donc plus tranquille.

La discussion suivante avec le médecin va porter sur l'espace à laisser ouvert pour que quelque chose de son désir à elle puisse se dire. En effet, pour le moment c'est le désir des autres qui la pousse à se soigner. Ce qu'il en est de son désir à elle est beaucoup moins clair, et pour le moment de mon point de vue, elle n'a pu en dire grand-chose.

La difficulté sur le plan médical, c'est que le traitement est urgent. En effet, plus on attend après l'intervention pour le faire, plus la tumeur continue à se développer, plus cela augmente les aléas et les risques du traitement et diminue les chances de rémission, le faire est donc urgent, Mme E doit revenir le plus vite possible.

Bien que mes connaissances d'infirmière me permettent de comprendre l'urgence dans laquelle le médecin est pris, je soutiendrais pour ma part l'urgence qu'il y a à ne pas faire de pressions sur elle, d'aucune manière que ce soit, et de lui laisser du temps pour intégrer les liens qu'elle a fait dans l'entretien et pour élaborer quelque chose de son désir à elle de vivre ou de mourir.

Respecter, en l'éclairant, la décision du patient

Ce qui est difficile à entendre du coté médical, c'est l'équivalent symbolique qu'il y a, pour cette jeune femme, entre l'introduction de force dans son corps d'un produit agressif et l'inceste dont elle a été victime. L'urgence d'arrêter la prolifération de la tumeur est pour le médecin prioritaire, nos points de vue sont donc divergents et nous sommes là au cœur de ce qui fait la différence entre une position médicale et une position de clinicienne en soins infirmiers. En effet, il ne s'agit pas seulement de traiter une tumeur, mais de soigner une personne, et la question est bien de savoir à quoi on donne la priorité et quels risques on prend dans ce cas.

Après une discussion un peu difficile, le médecin acceptera de suspendre le traitement, le temps nécessaire à Mme E pour avancer dans son processus de compréhension et de décision.

Je la revois donc deux jours après dans mon bureau et peux lui dire que le médecin est prêt à attendre sa décision. C'est un grand soulagement pour elle car elle a également très peur de le contrarier et de le fâcher. Dans ce deuxième entretien, elle me parlera beaucoup de sa mère et de sa culpabilité à son égard. Elle me dit avoir toujours préféré son père du vivant de sa mère, elle a le sentiment de ne pas l'avoir assez aimée et de ne pas avoir été très proche d'elle. À sa mort, elle était contente que son père s'occupe beaucoup d'elle, ce n'est qu'après qu'elle a compris.

Depuis, elle porte cette culpabilité, car elle imagine que sa mère est morte de son manque d'amour et de sa préférence pour son père. Ce n'est que peu à peu dans cet entretien et les suivants qu'elle va pouvoir réintégrer des éléments de réalité, dissocier le regard de la petite fille de celui de l'adulte qu'elle est devenue, sentir quels étaient ses besoins à elle dans cette histoire, ce qui lui a manqué et comment ses croyances religieuses l'ont aidée et soutenue à l'époque.

Malgré cela, la peur et l'angoisse de la chimiothérapie sont toujours présentes. Néanmoins, elle acceptera de se faire soigner dans les semaines qui suivent, avec ma présence à chaque fois. Pour l'aider lors des cures de chimiothérapie, je lui propose-

rais de faire des séances de relaxation avec ses choix de musique et d'images. Nous constaterons alors que le traitement est plus facile à supporter, elle vomit moins, et se sent plus rapidement mieux, une fois chez elle.
Toutes les cures se passent mieux, je la vois revenir régulièrement dans mon bureau, pimpante et souriante, les infirmières me confirment aussi son changement d'attitude, dans le service elle parle et plaisante avec elles. Même si elle est toujours pressée de partir, les relations sont bien meilleures avec tout le personnel.

S'engager en encourageant la vie

Au fil des mois, elle abordera différents aspects : l'injustice de cette maladie qui lui tombe dessus, dit-elle, alors que tout commençait à aller bien dans sa vie ; son hésitation entre vivre ou mourir, car mourir c'est retrouver sa mère ; son amour pour son mari et son fils à la fois soutenant et culpabilisant ; l'effet de la thérapeutique dont elle ne croit pas vraiment qu'il puisse être positif ; son souhait de savoir ce qu'il en est réellement ; sa demande de ne pas subir des traitements inutiles et d'être prévenue lorsqu'on ne pourra plus rien faire.
Durant tous ces mois, nos rencontres seront émaillées de moments heureux ou difficiles, de douleurs, de projets à venir, de déceptions lors de certains résultats, mais toujours elle cherchera à garder au maximum ses capacités et à poursuivre ses activités pour les autres.
Après quelques semaines de répit, ou elle va très bien et partira même à Venise avec son mari, faire le voyage dont il rêvait tout les deux, les derniers résultats vont montrer une aggravation. Une nouvelle série de chimio lui sera proposée, qu'elle refusera définitivement en nous demandant de ne rien dire à son mari de cette décision qu'il désapprouverait. Elle rentre chez elle et, hormis les antalgiques, ne prend plus rien comme traitement.
Les semaines passent, la maladie va très vite. Elle vient toujours me voir régulièrement et lors d'une séance elle aborde la question de sa mort. Elle réalise l'imminence de l'issue qu'elle n'avait pas prévue aussi rapide et comprend dans le même temps qu'elle croyait en un miracle qui ne se produira pas. Le choc est brutal, son revirement aussi, et pour la première fois depuis que nous nous connaissons, elle va sortir de l'attentisme dans lequel elle était et faire une vraie demande de traitement. Sur mon conseil, elle revient en urgence à l'hôpital et demande au médecin une chimiothérapie. Il accepte malgré le contexte médical désastreux, lui explique les risques et lui assure qu'il fera le maximum.
Embarrassé, il m'en parle car, médicalement, rien ne justifie cette décision. J'approuve sa position. En effet, ce qui compte, c'est la décision qu'elle prend enfin pour elle-même. Contre toute attente, la chimiothérapie fait de l'effet. Malgré quelques passages douloureux liés au traitement, celui-ci agit et ralentit le processus en cours. Au dernier contrôle, les images radiologiques sont meilleures, elle se sent mieux, et ressort de l'hôpital avec un traitement antalgique adapté. Ce mieux va durer quelques semaines, au cours desquelles elle va vivre quasiment normalement à la surprise de son entourage. Son mari croit à la guérison, et elle profite au maximum de tout ce qu'elle aime.
Elle va revenir un soir en urgence, ayant attendue au maximum pour entrer à l'hôpital, épuisée et douloureuse. Elle a néanmoins un projet : être chez elle pour Noël ! Hospitalisée en chirurgie, car il faut trouver des moyens pour la calmer,

les anesthésistes et l'ensemble du service vont se mobiliser pour la soulager. Avec les soignants, nous entreprenons une prise en charge palliative, soins de confort fréquents et répétés, massages, petits plats avec ce qu'elle aime, etc.

Accompagner les proches dans la durée

Un soir, je décide de parler avec son mari, car les infirmières s'inquiètent pour lui, elles m'ont dit qu'il n'avait pas l'air de réaliser vraiment l'état de sa femme. Elle-même m'a dit qu'il ne voulait pas entendre la perspective d'une issue mortelle, et qu'il l'arrête quand elle tente d'aborder ce sujet. Elle a donc renoncé à en parler avec lui, mais en est très préoccupée. Je vais passer un long moment avec lui. En effet, il attend un miracle, il est croyant aussi et en adoration devant elle, il ne peut imaginer malgré tout ce qu'il sait, que sa femme peut disparaître rapidement.
Bien que je sache que le déni[1] est le plus souvent protecteur, la situation est problématique. Je sais qu'elle voudrait reprendre contact avec ses frères, qui sont pour certains en Italie, avec lesquels elle a rompu les relations à la mort du père, et il est impossible de faire revenir toute sa famille sans l'accord et le concours de son mari. Au cours de l'entretien, il va me poser beaucoup de questions sur la maladie et les traitements que l'on peut faire, je lui propose d'en parler au médecin. Il l'a déjà fait mais l'échange a été difficile et il n'a pas compris les réponses qui lui ont été faites. Il attend des explications plus simples de ma part, il sait que je suis infirmière et que je peux répondre. C'est dans cet entretien qu'il va réaliser ce qu'il sentait mais ne pouvait admettre, c'est-à-dire la fin de la vie de sa femme. À partir de ce moment, il va être très présent auprès d'elle, arrêter son travail, appeler tous ses beaux-frères et organiser un roulement entre eux pour assurer une présence nuit et jour auprès d'elle. Le service va encourager cela en la transférant dans une chambre à deux lits et en rajoutant un autre lit, ce qui leur permet de rester à deux auprès d'elle toutes les nuits dans des conditions plus confortables. Ils se relaient pour participer aux soins, lui font sa toilette avec les aides-soignantes, la font manger, lui apportent des petits plats ; je leur montre aussi comment la masser lorsqu'elle en a besoin.
Cette participation aux soins et pratiquement à la vie dans le service va être étonnamment bien supportée par les équipes infirmières et aides-soignantes. Nous aurons ensemble quelques réunions cliniques pour réfléchir à la meilleure prise en charge possible, car ce qui nous préoccupe c'est qu'elle veut toujours rentrer pour Noël. Hors, sur le plan médical les choses s'aggravent, les examens sont de plus en plus perturbés et les radiographies montrent que la capacité pulmonaire se réduit. Cela signifie que Mme E s'étouffe progressivement. Le médecin, inquiet de l'évolution, augmente un peu les doses d'antalgiques, ce qui la fait dormir, et elle, elle ne veut pas dormir car elle souhaite profiter de la présence de sa famille.
Quinze jours avant Noël, la situation est dans un équilibre précaire, mais comme elle maintient son souhait de passer cette fête chez elle, avec l'accord du médecin et de son mari, nous commençons à organiser matériellement cette sortie. Depuis que sa famille est là, Mme D est très paisible, elle qui s'est toujours beaucoup occupée des autres, accepte enfin que l'on s'occupe d'elle. Elle me dira à un moment qu'elle avait toujours rêvé de voir ainsi toute sa famille réunie mais ne pensait pas cela possible,

1. Le déni, première phase du processus normal de deuil, est une étape de protection quand l'information donnée ou la situation est insupportable à accepter. Il est le plus souvent nécessaire de la respecter comme telle, sauf exception...

à cause du conflit avec ses frères (ils ne l'ont pas cru quand, jeune fille elle leur a parlé des viols). Tout ce temps qu'ils passent avec elle est alors comme une sorte de réparation du passé, ce qui renforce son envie de rentrer chez elle.
Alors que tout est prêt pour sa sortie, le week-end qui précède, la douleur s'aggrave, le médecin augmente les doses d'antalgiques, ce qui calme la douleur et la plonge en même temps dans le sommeil. Le lundi matin, elle dort profondément, la sortie est impossible dans ces conditions. Devant la déception générale et le désarroi de sa famille, j'interviens auprès du médecin: « Ne peut-on pas baisser un peu les doses, ce qui lui permettrait un peu plus de contacts avec eux ? Impossible, dit-il, elle va étouffer et puis de toute façon c'est la fin. » Les doses seront maintenues telles quelles. Après deux jours pénibles, Mme E s'éteindra dans le service, quatre jours avant Noël.
La veille de sa mort, alors qu'elle dort, le contact de ma main sur son bras la réveille un peu, elle ouvre les yeux, me sourit et murmure : « Je dors tout le temps, c'est trop ces médicaments. » Puis elle replonge dans le sommeil. Je reste un moment auprès d'elle, puis je vais vers la porte, au moment de sortir, je ne sais pourquoi, je me retourne. Elle a ouvert les yeux et me suit des yeux, nos regards se rencontrent, intensément, gravement. Clouée par cette intensité, je reste interdite sur le pas de la porte, hésitante. Sa famille, présente dans la chambre, nous observe sans rien dire. Le temps de ce silence, le temps de ce regard, je pense que nous nous sommes dit au revoir.

Commentaires

Si cette histoire est aussi longue, c'est que cet accompagnement a duré plus de deux ans, avec ses hauts et ses bas, avec ses moments d'espoir et de tristesse. C'est pourquoi les savoirs en jeu furent nombreux.
Lors de notre première rencontre, c'est le toucher qui a permis rapidement un contact avec elle. En effet, c'est le fait de suivre ses sensations qui a ramené les images, les mots et les souvenirs. Elle me dira plus tard à propos de cette première rencontre qu'elle était prise dans sa panique sans comprendre d'où elle venait, car elle ne faisait à ce moment-là aucun lien avec son père. Et c'est le contact de ma main sur son ventre qui a réveillé le souvenir de son histoire et permis progressivement de différencier le passé et le présent car les sensations étaient pour elle complètement mêlées.
Pour la suite, cette situation est probablement une de celles où a été marqué le plus fortement la différence entre position clinique et position médicale. En effet, ma position a été de soutenir les choix de Mme E par rapport au traitement, en les interrogeant avec elle, certes, en clarifiant les risques et les options, mais surtout en préservant un lien aidant, avec l'espoir que l'espace offert pourrait lui permettre d'élaborer quelque chose de personnel.
Du côté médical, la demande initiale était de convaincre Mme E. de la nécessité et de l'urgence du traitement, mais il m'a semblé que, brutalement coupée dans son rêve de vivre comme tout le monde, réfugiée dans le bastion protecteur de ses croyances religieuses, enfermée dans la reproduction du traumatisme de l'enfance, nous avions depuis le départ en face de nous une petite fille terrifiée absente de son corps. La tentation était grande alors de rentrer dans un schéma parental en disant ce qu'il faut faire, quand et comment il faut le faire.
Le savoir et la position médicale, la structure et l'organisation hospitalière facilitent beaucoup la prise de pouvoir sur le corps des personnes malades et ce, d'autant que le corps c'est ce qui nous est « livré » en premier dans un hôpital. C'est pourquoi

il est aussi problématique de faire entendre quelque chose du désir, et surtout de l'ambivalence très fréquente entre désir de vivre et désir de mourir.
En réalité, la position de clinicienne amène à soutenir les choix du patient, et ce, quelques fois, contre la position du médecin. Pour cette patiente, cela s'est produit à plusieurs reprises, et a provoqué des discussions avec le corps médical où était clairement en évidence la différence des enjeux entre la position médicale et la position soignante. En effet, l'enjeu médical est toujours de traiter la maladie, et si possible de la guérir. L'enjeu dans les soins infirmiers cliniques est d'accompagner et de soutenir une personne, dans son propre processus de vie, que celui-ci aille vers la guérison ou vers la mort. Ces discussions ont toujours été riches, même si elles n'étaient pas toujours évidentes à soutenir.
Peut-être qu'au delà de la différence entre regard médical et regard soignant se joue encore une autre différence, celle qui est toujours sous-jacente entre la position masculine et la position féminine devant le « mal », une certaine familiarité avec la vie et la mort, une certaine proximité avec le corps, lié à notre histoire soignante.
Il est clair aussi que ma position institutionnelle transversale, indépendante de la tutelle médicale, a obligé de fait les médecins à un vrai partenariat. Dans cette situation, par ma position d'extériorité au service, j'ai réussi, à la fois, à mener avec les équipes un questionnement sur notre pratique soignante, à avoir la liberté nécessaire pour suivre cette patiente en « consultation » dans mon bureau, à organiser des réunions cliniques dans le service lorsque c'était nécessaire, à discuter avec les médecins prescripteurs de la pertinence de certains traitements par rapport aux souhaits de la patiente, et à aider les soignantes dans la prise en charge qu'elles souhaitaient réaliser.

M. F et son mariage

Une demande en provenance d'un autre service

Je vais rencontrer M. F. dans un service où je suis très rarement appelée d'habitude : il s'agit du service d'orthopédie. Peu de patients atteints de cancer sont hospitalisés là, aussi la demande est inhabituelle et urgente. Les infirmières ont besoin d'aide car elles sont peu familiarisées avec ce type de patient. Il s'agit d'un homme jeune, de 38 ans, souffrant d'un cancer du poumon avec métastases osseuses, en particulier à la hanche gauche. Il a été opéré d'une prothèse de hanche, celle-ci devant lui permettre de marcher à nouveau. C'est la raison de sa présence dans ce service.

Ce soir-là l'appel des infirmières vient du fait qu'elles n'arrivent pas à « le faire dormir », me disent-elles. Malgré les somnifères, il ne dort pratiquement pas de la nuit, s'agite, fait des cauchemars et est épuisé et douloureux le matin. Je vérifie d'abord avec elles ce qu'elles ont fait sur le plan de la douleur, leur évaluation de celle-ci et la réponse médicamenteuse. Elles me disent avoir senti que le problème de la douleur et de la perte de sommeil ne pouvait se résoudre avec les médicaments, car ce qu'on lui donne déjà est très puissant. C'est pourquoi elles m'ont appelée.

Des cauchemars qui empêchent le sommeil

Je vais donc voir M. F., que je trouve demi-assis dans son lit, le visage creusé et la respiration difficile. Malgré sa difficulté à respirer, il accepte de parler un peu de ce qu'il vit depuis le début de sa maladie. Il est malade depuis un an environ et la découverte de la maladie fut fortuite. Il toussait depuis un certain temps, a cru à une mauvaise bronchite et s'en est d'autant moins préoccupé, que, ne fumant pas du tout, il n'a pas pensé à quelque chose de grave. Son médecin traitant a fini par lui faire faire une radio et le diagnostic est tombé comme une bombe sur lui et sa famille. Actuellement il ne dort pas, ce qui le préoccupe mais il sait pourquoi. En réalité, il ne veut pas dormir car, quand il dort, il fait des cauchemars tellement angoissants qu'il préfère rester éveillé. Il ajoute qu'il en faisait aussi chez lui et pense que ceux-ci sont liés à la maladie et pas à l'intervention chirurgicale qu'il a subit.

Je lui propose alors de me parler de ses cauchemars. Il me parle d'images terribles, de maison en feu, d'accidents de voiture meurtriers, d'attaques violentes autour de lui visant ceux qu'il aime. À chaque fois, il est impuissant à sauver sa famille (sa femme et son fils) ou dans l'impossibilité de les rejoindre alors qu'ils l'appellent. Il s'éveille alors brutalement, haletant et terrifié et met des heures à se rendormir. Ses cauchemars l'épuisent davantage que le manque de sommeil, me dit-il, aussi le seul moyen qu'il a trouvé jusque là est de dormir le moins possible.

De l'impuissance au pouvoir retrouvé

Il me semble que le thème commun de tous ses cauchemars est l'impuissance. Je le lui dis, il l'a compris aussi, et en est très désemparé. Ce qui me parait opportun, à ce moment-là, est de l'aider à retrouver des ressources pour faire face à cette angoisse. Aussi je lui propose de reprendre avec lui le plus terrifiant de ses rêves, et, en fermant les yeux, sa main dans la mienne, de retrouver le film de ce cauchemar. Il laisse revenir les images et les sensations qu'il éprouvait, en les exprimant à voix haute au fur et à mesure. En même temps que j'écoute, je le soutiens verbalement dans la confrontation à sa peur et lui propose, au fur et à mesure de son avancée, de trouver une autre issue à la fin de ce cauchemar, une option où il n'est pas impuissant. Après un moment de blocage, peu à peu des images viennent et je sens sa main se détendre dans la mienne. Ensuite il ouvre les yeux, sourit et me raconte ce qui est venu. Je vérifie alors avec lui que ces images lui conviennent ; elles sont en effet plus sécurisantes, mais surtout il réalise à ce moment-là qu'il a un certain pouvoir sur ce qui se passe dans sa tête.

Je constate alors que sa respiration est plus facile, que sa position corporelle dans le lit est plus relâchée. Nous parlons encore quelques instants de ce qui vient de se passer pour lui, jusqu'à ce qu'il me dise qu'il se sent prêt à dormir. Je le laisse alors et nous convenons de nous revoir le lendemain matin.

Le lendemain, les infirmières me disent qu'il a passé une bonne nuit pour la première fois depuis son arrivée dans le service. Lui-même me le confirme. Il est en effet plus calme, a senti que la détente améliorait sa respiration et diminuait la sensation d'étouffement, lui amenant davantage de confort.

Cela me permet, une fois de plus, de vérifier que les symptômes (dans ce cas l'étouffement lié au cancer du poumon) ne sont pas toujours liés à la maladie, mais parfois aux émotions vécues par la personne dans sa représentation de la maladie.

La visualisation, une thérapie de l'acteur

Dans le même temps, lui aussi a réalisé, car il a appris que dans un cancer du poumon on finit par mourir étouffé. Et il vient de comprendre qu'il peut agir sur cette sensation. Il a senti qu'en réussissant à se détendre, il respirerait mieux. C'est pour lui une découverte extrêmement importante, car elle lui donne une possibilité d'être un acteur dans ce qu'il vit et de retrouver des moyens d'actions, de sortir de l'impuissance dans laquelle il était. Le lien avec ses cauchemars devient alors évident pour lui. Il me parlera de cette compréhension nouvelle dans cet entretien et les suivants.

Je constate dans nos échanges qu'il a beaucoup d'imagination et qu'il est assez visuel dans sa façon d'appréhender le monde, je lui propose alors de poursuivre un travail d'imagerie mentale associé au dessin, il est intéressé et d'accord.

Au cours de son séjour, et après sa sortie du service, nous aurons plusieurs séances de travail dans lesquelles nous explorerons ensemble ses représentations de sa maladie, du traitement et de son système immunitaire. Ce qui apparaîtra alors dans les dessins, c'est qu'il imagine la chimiothérapie agissant une fois toutes les trois semaines, sous forme de bombardiers, les tumeurs comme des forteresses imprenables et son système immunitaire comme une armée épuisée et désorganisée.

Peu à peu, au cours de nos séances, il va récupérer un peu de tonus, très soutenu par sa femme et sa famille. Il va aller mieux pendant plusieurs semaines. Puis une deuxième métastase osseuse se déclarant, il sera réopéré de l'autre hanche. L'intervention se passera beaucoup mieux, mais, épuisé, il aura du mal à rentrer chez lui.

À cette occasion, je les rencontrerais ensemble, sa femme et lui, car elle ne sait comment l'aider quand il souffre à la maison. Nous verrons alors comment faire, y compris en utilisant des moyens (dits « petits ») qui sont en dehors du champ médical.

Quelques semaines passent. Un soir, il revient épuisé, je suis appelée en urgence par le service.

La douceur pour conjurer la peur

Je le trouve au fond de son lit, amaigri, essoufflé. Il m'accueille avec un pâle sourire, il a du mal à parler, tous les efforts font augmenter la sensation d'étouffement. Je lui prends la main et reste près de lui. Je constate qu'il s'endort. Au bout de quelques instants, il se réveille en sursaut, puis s'assoupit à nouveau et se réveille en sursaut à chaque fois. Il lutte contre le sommeil comme s'il avait à nouveau peur de s'endormir. Je lui fais part de mon observation, il acquiesce en me disant dans un souffle, qu'il a peur de mourir en dormant. Avec son accord, je le prends alors dans mes bras et lui parle doucement pour le bercer et le rassurer. Peu à peu il s'endort, profondément cette fois-ci. Je le laisse dormir et préviens les infirmières de nuit de sa peur. Je leur demande de laisser la porte ouverte et la lumière allumée, de passer souvent et de le toucher afin qu'il sente leur présence, ce qui sera fait régulièrement toute la nuit. Le lendemain matin, il va un peu mieux, il me dit être plus reposé. Il est revenu car il se sent plus en sécurité à l'hôpital. Je reviens sur sa remarque de la veille, il me dit en effet qu'il a peur de mourir dans son sommeil. Nous explorons alors ensemble ce qui lui fait le plus peur dans la mort. Au milieu de ses peurs, l'une est plus importante : il me dira à ce moment qu'il souffre beaucoup à l'idée de laisser sa femme seule, car ils ne sont pas mariés et il craint qu'elle n'ait beaucoup de problèmes après son décès. Ils ont toujours attendu pour régulariser leur situation car il voulait le faire quand il serait guéri, puis quand il serait sorti de l'hôpital. Mais lorsqu'il est sorti, il était si fatigué qu'ils ont préféré attendre.

D'attente en attente, ils ne l'ont pas fait et maintenant il réalise qu'il ne sortira plus, et que sa femme va rester seule avec leur fils dans une situation difficile. Il est très culpabilisé de cette situation, c'est un homme scrupuleux et conscient de ses responsabilités. Désespéré, il n'ose pas en parler avec sa femme car il a peur qu'elle réalise du même coup l'imminence de la fin, et il ne veut pas l'inquiéter davantage.

Autoriser la vie à se poursuivre pendant la maladie

Je lui propose alors de faire en sorte qu'il puisse se marier à l'hôpital, s'ils le souhaitent tous les deux, et de parler avec sa femme dans ce sens s'il est d'accord. Nous sommes samedi matin. Je lui propose d'aborder la question avec elle pendant le week-end et de nous donner leur réponse lundi matin.

Le lundi matin, je le retrouve transformé ; ils ont beaucoup parlé tous les deux, puis avec leur fils, durant ces deux jours. Ils ont abordé clairement l'avenir, il a pu dire ses craintes et sa culpabilité à sa femme ; elle a pu, elle aussi, lui dire ses inquiétudes et son attachement. Ils sont d'accord pour se marier mais craignent les délais d'attente. À partir de là les choses iront très vite, son état le nécessite, nous savons que le mieux qu'il éprouve est lié à l'énergie que lui donne ce projet mais que cela ne durera pas. Ainsi prévenus, le cadre infirmier du service et les infirmières vont mettre en route la procédure de mariage. Celui-ci se fera, tambour battant, dans la journée, les agents de l'administration, de la mairie et le notaire se succédant dans la chambre. À 16 heures ce même jour, tout est prêt pour la cérémonie. Les infirmières sont allées acheter un bouquet pour la mariée et ont trouvé du champagne et un gâteau. Tout le service assiste au mariage, la porte de la chambre restant ouverte. Ce jour-là, il flottera dans le service beaucoup d'émotions.

M. F est très présent au moment de l'engagement et dans les heures qui suivront, mais dès le lendemain, il va décliner doucement. Le matin suivant, la dernière chose qu'il me dira en me serrant très fort la main, c'est qu'il ne pensait pas cela possible dans un hôpital, puis il s'endormira paisiblement dans l'après-midi, entouré de sa famille.

Nous parlerons beaucoup de cette mort avec le service dans les jours qui suivent, et de la sensation de paix complètement inhabituelle dans ces situations, éprouvée par les soignantes. Elles me diront combien c'était réparateur pour elles de se rendre compte que l'on pouvait faire quelque chose, même quand il n'y a plus rien à faire.

Commentaires

Le nouveau dans cette situation, c'est que la demande vienne uniquement des infirmières. En effet, la présence médicale fut très légère. Ce patient, hormis pour des antalgiques, n'était plus du ressort de soins médicaux curatifs, d'où, d'ailleurs, le sentiment d'être démunies des infirmières, ce qui a motivé l'appel. Ce mariage dans le service a pu se réaliser, parce qu'il a été proposé et soutenu par ma présence, qui a donnée l'impulsion nécessaire pour que les autres acteurs puissent ensuite oser le mettre en œuvre. J'ai appris par la suite que cela ne s'était jamais fait dans le service, et *a fortiori* à l'initiative des infirmières.

La première rencontre avec ce patient visait essentiellement à l'aider à apprivoiser ses peurs, à retrouver une possibilité de reprendre le contrôle de ce qu'il éprouvait, afin de sortir de l'impuissance qu'il vivait tant dans ses cauchemars et ses sensations, que dans sa maladie.

L'ensemble de la réponse soignante a montré plus clairement la différence entre les soins infirmiers, ceux d'entretien de la vie, comme dit M.-F. Collière, et les traitements médicaux qui visent la pathologie, qui, dans ce cas, allaient en s'amenuisant. Elle a beaucoup marqué le service, car elle a permis aux infirmières de réaliser le champ qui nous reste ouvert même quand la médecine ne peut plus rien.

M. G. et son énergie

Un homme de douleur

Cet homme de 70 ans environ avait été opéré depuis quelques mois d'un cancer de l'estomac et avait eu, après l'intervention, les traitements chimiothérapiques et radiothérapiques habituels.
Depuis plusieurs semaines, la radiothérapie sur la zone de l'estomac lui donnait des douleurs terribles, l'empêchant de manger, de boire et même d'avaler sa salive. La moindre goutte d'eau traversant la zone irradiée déclenchait des brûlures tellement fortes qu'il refusait la moindre alimentation ; amaigri et épuisé, il avait fini par accepter une réhospitalisation.
Devant le peu de résultats des traitements antalgiques, et le fait qu'il déprime de plus en plus, l'infirmière (sa nièce) lui parle de moi et il accepte de me rencontrer. Je le trouve au fond de son lit, très triste et amer car il avait assez bien supporté l'intervention, et se retrouver cloué au lit était très difficile pour cet homme actif qui vivait beaucoup dehors dans son jardin. Il me décrit d'abord sa douleur, post-radique assez typique, permanente et exacerbée par la moindre prise d'aliments, puis son ras-le-bol, son envie de se laisser aller et d'arrêter de lutter : « Ça ne vaut pas le coup de vivre comme ça… », me dira-t-il lors de l'entretien.

Le toucher thérapeutique, une énergie en mouvement

Assise à côté de lui j'écoute attentivement, puis, devant son désarroi, je lui propose cette technique de toucher thérapeutique. Comme je ne l'ai jamais utilisée pour ce type de problème, je le lui dis, et il accepte néanmoins de se prêter à l'expérience. Je m'installe donc le plus confortablement possible et mets ma main gauche au-dessus de la zone de l'estomac, à environ 20 centimètres.
Je sens immédiatement une chaleur intense qui envahit ma main, au point que je ne peux pas rester très longtemps à cet endroit et que je suis obligée de remonter ma main à environ 50 centimètres au-dessus de la zone. J'attends un peu pour sentir ce qui se passe. J'ai d'abord la sensation d'avoir une boule de chaleur qui pousse ma main, puis la sensation d'un flux, d'un courant qui a besoin de trouver une voie pour s'écouler. Je propose au patient de fermer les yeux et d'imaginer de l'eau qui s'écoule, pour respecter le mouvement que je sens dans ma main. Dans le même temps, je laisse ma main droite se diriger vers le sol et me laisse aller à imaginer, comme le patient, un courant d'eau qui s'écoule de ma main gauche vers ma main droite.
Cela dure environ quinze à vingt minutes pendant lesquelles j'ai la sensation d'être traversée par ce mouvement d'écoulement, puis la sensation se ralentit et se stabilise comme si le courant était tari. Presque au même moment, le patient ouvre les yeux et me dit : « On dirait que j'ai moins mal. » Je retire ma main très progressivement et lui demande comment il se sent : « Un peu mieux, me dit-il. J'ai l'impression d'être moins oppressé, comme si le poids sur mon estomac s'était allégé. » Je lui propose alors de ne pas trop bouger et de se reposer un peu, et lui dit que je reviendrais le voir le lendemain matin.
Le lendemain, il m'accueille avec le sourire. Il me dit avoir réussi hier soir à avaler un demi-bol de soupe, et ce matin un peu de café. Il a également mieux dormi et se sent plus reposé. Je lui propose de recommencer comme hier. Il est tout à fait

d'accord et nous poursuivrons plusieurs jours de suite ce toucher énergétique. À la fin de la semaine, il mange mieux, avec encore un peu de douleur certes, mais c'est devenu « supportable », comme il me le dit lors de notre dernière rencontre avant de rentrer chez lui.
À la suite de cette situation, je serais appelée à plusieurs reprises pour des personnes souffrant de douleurs post-radiques, à chaque fois avec une amélioration, plus ou moins importante selon la situation et le patient, mais toujours avec un changement positif dans les sensations pour la personne.

Commentaires

Dans cette situation, j'ai utilisé une dimension particulière du toucher : celle de la dimension énergétique. Nous le trouvons dans la littérature américaine à partir des travaux de Dolorès Krieger[1] (1971). Elle l'appelle « toucher thérapeutique », et est développé comme tel dans la nomenclature des interventions infirmières (NIC[2]).
C'est au États-Unis qu'est né le toucher thérapeutique, de la rencontre entre Dora Kunz et Dolorès Krieger[3], professeure de soins infirmiers à l'Université de New York. Intéressée par la question du processus de guérison, cette dernière décida d'entreprendre une recherche postdoctorale sur ce thème. Puis, à partir de son expérience et de différentes recherches, elle créa un cours à l'université ouvert aux infirmières intéressées par cet aspect des soins. Dans ce programme étaient développés l'utilisation des mains et le contact avec le champ énergétique qui entoure la personne, pour amener un soulagement dans le corps.
Actuellement, ce programme est enseigné dans une cinquantaine d'universités dans le monde et dans une vingtaine de pays. Il vise à montrer aux infirmières qu'elles sont un sous-système d'énergie, qu'elles peuvent transmettre cette énergie et qu'elles peuvent apprendre à aider une personne à guérir.
Lorsque l'organisme est malade, la circulation de l'énergie est perturbée, obstruée et diminuée. Le soignant qui pratique le toucher thérapeutique est alors capable, à travers son intention d'aider, de diriger l'énergie vers le patient en vue de le soulager et d'augmenter son bien-être ou sa vitalité.
Le champ d'énergie de la personne soignée s'étend bien au-delà d'elle. C'est pourquoi il n'est pas nécessaire de toucher directement. Mettre les mains à dix ou quinze centimètres au-dessus de la zone concernée en restant calme, centrée et bien enracinée, suffit à s'harmoniser de manière douce avec le patient, à sentir les déséquilibres énergétiques et à être un canal pour lui transmettre de l'énergie.
Des études ont été menées dans des secteurs différents. En pédiatrie, auprès d'enfants douloureux ou inquiets, elles montrent que cette approche améliore l'état des enfants. En service d'urgence, lors de situation d'anxiété importante, l'apaisement procuré permet une meilleure prise en charge. D'autres recherches ont également montré que cela facilite la cicatrisation des plaies et des suites opératoires.
Il est noté également que les personnes atteintes d'un problème aigu répondent mieux que les personnes atteintes d'un problème chronique. En effet, lorsque le problème existe depuis longtemps, la configuration perturbée de l'énergie est « installée ».

---

1. Krieger Dolorès, *Le guide du magnétisme*, Édition J'ai lu, Paris, n° 7720, 2009.
2. *Nomenclature des interventions infirmières*, Paris, Masson, 2003.
3. Lesvêsque-Barbès Hélène, « Le toucher thérapeutique », in *L'infirmière canadienne*, décembre 1984.

La technique de ce toucher a été assez bien détaillée dans les NIC[1] où sont décrits les signes cliniques et les interventions possibles. On trouve également dans le diagnostic infirmier de la « perturbation de l'enveloppe énergétique » les signes cliniques qui permettent de se repérer dans ce domaine encore peu connu en France. Il est de plus en plus exploré par les physiciens quantiques qui développent des théories permettant d'expliquer un certains nombres de phénomènes jusqu'ici considérés comme ésotériques. Je renverrais donc les lecteurs ayant un esprit ouvert et curieux à la lecture des travaux d'Emmanuel Ransfort[2] et à sa théorie de la « psychomatière », qui donne un éclairage fondé scientifiquement sur la dimension énergétique du monde dans lequel nous vivons.

Un travail de lien

J'ai choisi ces quelques situations car elles me paraissent illustrer au mieux la diversité de mon activité clinique directe. Certes, ce ne sont que des exemples qui ne rendent pas compte de la complexité et des aléas de l'acte de soigner. Néanmoins, quelques soient les situations, mon objectif général est toujours le même : je cherche à aider la personne malade en faisant *avec* elle, et pas *pour* elle. Je me situe comme un médiateur utilisant certains gestes ou certaines interventions qui vont lui permettre de retrouver ses propres ressources et son potentiel de guérison, afin de faire face à ce qui lui arrive. Je cherche à écouter le sens des messages du corps, en étant attentive à ne pas dissocier le corps et l'esprit.
Les chemins que je prends sont liés à ma compréhension du vécu de la personne. Les techniques que j'utilise, comme la relation d'aide, la relaxation, l'imagerie mentale, le dessin, le travail corporel ou énergétique, sont pour moi des médiations permettant la rencontre, car le travail d'accompagnement se fait essentiellement dans le lien avec l'autre.

1. *Nomenclature des interventions infirmières*, Paris, Masson, 2003.
2. Atham Tom et Ransford Emmanuel, *Les racines physiques de l'esprit*, Collections Sciences et Conscience, Éditions Quintessence, Aubagne, 2009.

2.3 Effets pour les patients, les soignants, la structure

Cette expérience étant assez originale, tant en terme d'activité qu'en terme de positionnement institutionnel, j'ai tenté de montrer quel pouvait être l'intérêt de ce type de poste qui n'existe pas en France à ma connaissance

Pour les patients

Je ne reviendrai pas sur les effets durant l'hospitalisation, décrits déjà précédemment, mais sur les suites que j'ai pu constater. Au cours du travail avec les patients durant leur maladie, mon intervention se veut une aide qu'ils peuvent utiliser durant leur séjour à l'hôpital, mais aussi par la suite.

Ainsi m'est-il arrivé plusieurs fois d'être appelée huit ou dix mois après la fin du traitement pour une consultation, un avis ou un conseil. Certains patients sont même revenus, durant deux ou trois séances, pour des préoccupations ou des inquiétudes consécutives à leur maladie.

En plus de l'accompagnement des patients, il m'arrive aussi d'avoir à rencontrer les familles, soit à la demande de celles-ci, qui savent que j'interviens auprès de leur proche malade, soit à la demande du patient lui-même, souvent en difficulté par rapport à son conjoint. Certains sont venus me voir en souhaitant continuer, afin de pouvoir parler de leur vécu de la maladie et de ses répercussions sur l'ensemble de la famille.

Ce type d'accompagnement peut durer, surtout si le malade est décédé. Il s'agit alors d'un suivi de deuil. Par exemple, je rencontre encore depuis deux ans la maman d'une jeune patiente de dix-huit ans décédée dans l'hôpital.

Cet aspect de mon activité s'est mis en place en fonction des demandes. J'ai répondu aux besoins exprimés par les patients et leurs familles, et de fait s'est installé officieusement une « consultation infirmière » ; j'y reviendrais dans la partie qui concerne la structure *(voir page suivante)*.

Pour les soignants

Au départ, la représentation de mon rôle étant très floue, les demandes étaient très diverses et pas toujours dans mon champ de compétences. Il s'agit par exemple de problèmes psychiatriques ou de problèmes d'alcoolisme, pour lesquels il y a des intervenants spécialisés dans l'établissement. Il a donc fallu un peu de temps pour que cela se précise, mais au fil du temps je n'ai plus reçu de demandes qui n'étaient pas de mon ressort.

J'ai pu aussi noter que certains problèmes ont été directement pris en charge par les infirmières, sans que mon intervention ne soit nécessaire, comme la douleur par exemple. Avec le temps, les formations sur ce thème et le travail de réflexion fait à ce propos dans les équipes ont permis une augmentation des compétences infirmières, qui leur donne davantage d'autonomie et ne nécessite plus mon intervention, sauf cas très exceptionnel.

Une grande partie du travail avec les soignants s'effectue sous forme de supervision, soit collective avec l'équipe, soit individuelle lorsqu'une infirmière est engagée dans un travail relationnel avec un patient et qu'elle se sent en difficulté ou qu'elle a simplement besoin d'un avis. C'est ce travail collectif d'analyse des pratiques

soignantes et d'articulation théorique qui permet un changement de regard et un autre abord des personnes soignées.
Le dernier effet que j'ai pu constater est un effet sur les cadres soignants de l'établissement. Je peux dire aujourd'hui que mon intégration dans la structure a été grandement facilitée par les cadres infirmiers, qui, du fait de ma position transversale et non hiérarchique, ne se sont pas senties menacées dans leurs prérogatives de responsables. La collaboration s'est ainsi installée, en complémentarité, dans la différence de nos compétences.
Dans la structure hospitalière, les cadres infirmiers, responsables des équipes de soins et de l'organisation au quotidien du déroulement des journées à l'hôpital, sont pris entre l'administration, les médecins, le personnel, les familles et les malades. Ceci ne se passe pas sans difficulté, chaque groupe cité ayant quelquefois des demandes ou des intérêts contradictoires. La plupart du temps, le cadre de l'unité de soins est seul face à ces contradictions, son seul recours est son supérieur hiérarchique, cadre supérieur ou directeur des soins infirmiers, ce qui ne l'incite pas à demander de l'aide. Ainsi, au fil du temps, un certain nombre de cadres ont fait appel à moi, comme médiateur ou comme conseil, pour les aider à régler des conflits d'équipe ou des problèmes d'organisation entre le personnel ou avec le corps médical.

Pour la structure

Ce poste nouveau a montré combien cette position transversale est nécessaire pour un cadre clinicien. Il s'agit en effet de réaliser une activité originale demandant des compétences spécifiques dans le domaine de la clinique. Ainsi se développent des savoirs plus importants que les savoirs de base de l'infirmière, sans qu'il s'agisse de gestion ou d'administration, mais bien de soins.
Ce poste a été progressivement reconnu, puisqu'une augmentation de mon temps d'activité m'a été proposée au bout de trois ans. À la suite de certaines difficultés de gestion dans les équipes de soins, la direction m'a demandé d'intervenir et d'être davantage présente pour soutenir le personnel.
Une des conséquences de mon activité fut aussi, lors de la dernière année, de travailler à un projet d'ouverture d'une unité mobile de soins palliatifs permettant d'étendre cette prestation de soins à tous les patients qui le nécessiteraient.
L'ouverture officieuse d'une « consultation infirmière » a également contribué à faire reconnaître l'importance et le besoin, pour la population, de cette possibilité de prise en charge. En effet, nous sommes un établissement de proximité et lorsque les gens rentrent à leur domicile, ils se retrouvent isolés, avec uniquement leur médecin traitant qui doit prendre en charge tous les problèmes. C'est souvent à ce moment-là que le besoin d'un soutien peut se faire sentir ; la possibilité de cette consultation ouverte sur l'extérieur fut alors bienvenue.
L'augmentation de la consultation s'est faite régulièrement. À partir de la deuxième année, elle représentait la moitié de mon activité. Malheureusement, malgré l'appui de la direction, nous n'avons pas réussi à l'officialiser car pour les autorités de tutelle, les consultations sont réservées au corps médical. Il n'y a donc pas de nomenclature spécifique permettant le paiement par la population et la prise en charge par la caisse maladie.
Le dernier effet constaté sur la structure est la communication qui s'est développée avec les médecins traitants de l'agglomération. J'ai été sollicitée à plusieurs reprises

par certains d'entre eux qui, lors du retour à domicile de leur patient, cherchaient des informations, souhaitaient un avis ou avaient juste besoin de parler de leurs préoccupations à propos de leur patient. Au passage, je souhaite souligner la grande solitude que vivent les médecins libéraux face aux maladies graves, à la douleur ou à la mort de leurs patients lorsque cela survient au domicile.
En réfléchissant aux effets de mon activité dans l'établissement, j'ai plutôt été tentée de chercher les effets positifs, mais toute médaille ayant son revers il y a aussi quelques effets négatifs. En l'occurrence, je serais tentée de parler de risques plus que d'effets.

Quelques points plus difficiles

Vis-à-vis du corps médical, j'étais dans une position très particulière, puisque j'étais le seul cadre soignant de l'établissement qui ne soit pas sous la dépendance fonctionnelle d'un médecin et qui échappait ainsi à la tutelle médicale. Mon supérieur hiérarchique direct était le directeur des soins.
Au début, ceci fut vécu par la majorité des médecins avec méfiance et irritation, dans la mesure où, on l'a vu dans le premier chapitre, la position de l'infirmière est historiquement une position de dépendance et de soumission. Les faits montrent qu'il peut en être autrement, j'ai donc veillé alors à ne pas alimenter les attitudes réactionnelles négatives.
Vis-à-vis des soignants, mon objectif était d'augmenter le niveau de compétences des infirmières. J'ai donc répondu à leurs demandes sans « agir » ou « faire » à leur place. La collaboration fut donc étroite, car le risque était d'apparaître comme la « spécialiste » ayant réponse à tout, ou celle qui « incarnerait l'accompagnement », domaine qui me serait alors réservé, et dans lequel les soignantes n'auraient pas leur place. Outre le fait que cela allait à l'encontre de mon objectif, cela risquait aussi de reproduire le vieux clivage dans la profession entre les tenantes des soins techniques et celles des soins relationnels.

Des savoirs aux compétences

J'ai peu abordé dans cet écrit la question des compétences, telles qu'elles se définissent de plus en plus dans les travaux du ministère et les programmes de formation. En effet, je me suis plutôt intéressée à la question des savoirs mis en œuvre dans une pratique de soin assez singulière. Non que je tienne la question des compétences pour négligeable, mais tout simplement parce qu'il me semble que les savoirs sont la première étape du développement des compétences sans savoirs spécifiques pas de compétences spécifiques. Dans les situations cliniques que j'ai décrites, j'ai tenté de donner à voir des compétences, davantage que de les écrire, en laissant au lecteur le soin de les déduire lui-même.

2.4 La formation à la clinique

Le problème de la formation à la clinique en France est à la fois un problème de structures de formation et de contenus.

Les structures de formation

La France, contrairement aux pays européens et aux pays anglo-saxons, ne dispose d'aucune structure officielle pour des formations en clinique infirmière. J'exclue, bien sûr, la formation de base à la clinique, faite au cours des études d'infirmière et qui est le minimum indispensable.

Actuellement, cette formation est donc uniquement entre les mains d'organismes de formation privés ou publics, mais sans reconnaissance officielle de l'État ou de la profession.

L'enjeu de l'ouverture d'un cursus universitaire dans le domaine de la clinique serait la reconnaissance d'une activité spécifique, distincte de l'activité habituelle des infirmières et nécessitant des savoirs et des compétences particulières. Un autre métier en somme !

Si l'on reprend la définition de « métier » dans le Grand Larousse Universel, le métier « est une activité sociale définit par son objet et ses techniques ». On pourrait considérer que l'activité clinique est un métier. Mais peut-on dissocier complètement l'activité clinique du travail infirmier en général, en soutenant que c'est une activité autonome à part entière et qui s'appuie sur des savoirs distincts ? Ou bien est-ce une spécialisation issue du travail infirmier et qui s'appuie sur l'expérience en produisant des pratiques différentes ?

Je ne développerai pas davantage dans cet écrit la réflexion sur les notions de profession, de métier, de spécialisation, sachant que ce débat agite le milieu infirmier depuis la seconde partie du XXe siècle et qu'il nécessiterait donc un autre travail. Ces remarques sont simplement là pour signaler qu'en l'absence de structure de formation officielle, l'évolution est lente et aléatoire.

Ma position sur ce point est qu'il y a un grand besoin de formation des infirmières dans le domaine de la clinique, que la population aurait aussi beaucoup à y gagner, car c'est parfois la carence en soins qui amène à multiplier les traitements médicamenteux. Il est donc indispensable pour les infirmières de se doter d'un dispositif de formation universitaire, afin de pouvoir développer la recherche, y compris clinique, construire et élargir le patrimoine du savoir infirmier, publier et diffuser les travaux réalisés par les professionnelles.

Les contenus de formation

Nous avons vu dans la première partie de ce travail comment les formations s'étaient créées sous le contrôle des médecins qui avaient besoin d'un personnel d'exécution, puis peu à peu diversifiées sous l'impulsion de Léonie Chaptal, qui s'appuyait sur les besoins de santé de la société française de l'époque.

Les contenus de la formation sont donc d'abord issus de la médecine puis progressivement de l'action sanitaire, de la prévention, de l'hygiène, de l'alimentation. Le tournant techniciste, qui sera pris plus tard pour des raisons de structuration professionnelle, continue à marquer le milieu de façon très profonde (sans la technique, les infirmières se sentent très démunies) et la valorisation se fait toujours en fonction de ce critère. C'est ainsi que le milieu développe une hiérarchisation interne fondée sur les capacités techniques : il est plus valorisant de travailler en réanimation qu'avec des personnes âgées, par exemple.

C'est pourquoi une réflexion sur les contenus de formation doit être menée car l'objet de la clinique est d'être orienté vers « les demandeurs de soins ». Il s'agit bien alors de se recentrer sur **les soins** et pas sur les traitements et les techniques. Cela suppose de retrouver le sens originel des soins et de sortir de la confusion qui existe entre les soins et les traitements, confusion issue d'un long passé de mépris du corps et de médicalisation centrée sur la maladie[1].

Notre métier est de partir des difficultés et des préoccupations rencontrées par les personnes dans les circonstances particulières que sont les grands passages de la vie (naissance, croissance, vieillissement, mort, etc.) ou la survenue de la maladie, et de se recentrer sur ce qui est fondamental et vitalement nécessaire, c'est-à-dire les soins d'accompagnement, de stimulation, de développement, de compensation, de soutien et de maintien de la vie, c'est là le cœur de notre métier.

Il ne s'agit pas de négliger les traitements, mais ceux-ci doivent être recadrés dans le champ des soins, c'est-à-dire de tout ce qui aide à vivre, et non pas l'envahir, au point de venir en remplacement de ceux-ci.

Cela requiert de réorienter les soins vers le public, car c'est lui l'interlocuteur des infirmières et pas les médecins, ni l'institution hospitalière. Cela suppose alors de travailler et de réfléchir sur « la prestation de soins », car c'est la prestation qu'offre un métier ou une profession qui lui donne son crédit et qui l'a fait reconnaître.

Comme on le voit, il s'agit non seulement d'un long travail mais aussi d'un changement de regard sur cette « profession », qui ne se fera pas sans structures adaptées. Tel est l'enjeu pour la décennie à venir.

1. Collière M.-F., « Vers un exercice infirmier reconnu », in *L'infirmière magazine*, n° 42, septembre 1990, dossier 33, pp III-XVI.

Conclusion

Ce livre rend compte d'un parcours. Il est le fruit de quarante années de travail comme infirmière. Cela signifie quarante années de rencontres, de formation, de questions et d'un intérêt qui n'a jamais faibli pour cette étrange activité qui consiste à s'intéresser à la souffrance des autres. Bien sûr, dans le monde actuel, cela ne fait pas recette. Le goût pour l'argent, la compétitivité, la rentabilité et maintenant l'économie et la rationalisation font apparaître comme désuet, voire un peu dépassé (je le vois quelques fois dans le regard de certains de mes interlocuteurs), ces préoccupations. Mais, à y réfléchir, je sens bien que mon centre d'intérêt reste la clinique, certes en tant que point d'appui d'un métier et très probablement d'une profession, mais surtout comme fondement de « l'acte de soigner ».

Comme je l'écrivais dans mon introduction, cette question, « qu'est-ce que soigner ? » a traversé toute ma vie professionnelle, et sans doute aussi personnelle. Peut-être est-ce seulement aujourd'hui, à travers ma pratique de clinicienne, et grâce à cet écrit, que je peux en comprendre le sens et avoir des éléments de réponse.

Il est possible alors que la question se déplace de « qu'est-ce que soigner ? » à « comment soigner ? » – versant thérapeutique de « comment aider ? » – tant il est vrai que, pour avancer, il n'est pas si important d'avoir une réponse, mais plutôt de changer de question.

La clinique infirmière me permet d'alimenter cette question du « comment soigner » dans chaque rencontre avec des patients, car elle me donne une direction, un cadre de référence et des contenus de savoirs. Ces savoirs à mobiliser, à construire, à expérimenter dans le travail avec des personnes malades, sont pour moi une inépuisable source de recherche.

Mon ambition a toujours été de pouvoir participer à l'enrichissement et à l'augmentation de ce patrimoine de savoirs infirmiers, par différents travaux et recherches, me permettant d'allier curiosité et rigueur. C'est ainsi que, peu à peu, avec d'autres, se construiront les sciences en soins infirmiers.

À travers ce que dit Bernard Charlot[1] sur les sciences de l'éducation, j'ai pu constater un certain nombre de similitudes avec les sciences en soins infirmiers, en particulier que ce sont des sciences « qui se définissent en se distinguant d'autres sciences, en se taillant leur propre domaine à l'intersection entre plusieurs champs de savoirs », mais aussi, que la spécificité des savoirs qu'elles produisent est un savoir sur un processus : l'éducation pour les unes, le soin pour les autres.

La question de savoir si l'activité clinique décrite dans ce travail est un nouveau métier reste pour moi encore ouverte, dans la mesure où je perçois que cela dépasse, à certains moments, le cadre d'une nouvelle fonction, mais que l'idée de métier est associée à une reconnaissance légitimée socialement, ce qui n'est pas le cas actuellement.

1. Charlot Bernard, *Les sciences de l'éducation, essai d'épistémologie*, 1995.

Néanmoins, si je prends comme comparaison deux « métiers » reconnus dans le milieu infirmier – celui d'enseignante en soins infirmiers et celui de gestionnaire en soins infirmiers – je constate que l'un a comme objet de travail la pédagogie et non les soins, et l'autre l'organisation et le management et pas les soins non plus. Je peux alors soutenir qu'il existe un troisième métier dont l'objet est réellement « les soins » entendus dans leur acception la plus large, c'est-à-dire dépassant largement les aspects techniques, comme j'ai tenté de le montrer dans ce livre.
Un autre aspect à approfondir est celui des savoirs. En effet, si je m'arrête sur les cas cliniques pour chercher à identifier quels sont les savoirs que j'ai utilisés dans ces situations, je ne peux le faire que partiellement. Je sais que j'utilise des savoirs qui sont issus de la médecine, de la psychologie, de la psychanalyse, de la sociologie, de l'anthropologie, de l'éthologie, de l'histoire, de la physique quantique et que cela est nécessaire si l'on veut appréhender la complexité de l'humain.
C'est la mise en œuvre de ces savoirs, mais aussi d'un raisonnement et d'une intuition, qui va rendre à chaque fois l'intervention spécifique dans une rencontre singulière où le patient possède aussi son propre savoir sur ce qui lui arrive. Il s'agit donc d'un savoir interdisciplinaire mis en œuvre dans une relation singulière, c'est ce qui en fait à la fois la richesse et la complexité...
Je souhaite que cet écrit donne envie aux professionnels de continuer à apprendre, de développer des pratiques de soins innovantes, de partager les savoirs découverts, car en ce qui me concerne, il m'a permis d'avancer dans cette insatiable quête de savoir, fil conducteur de mon parcours.

Bibliographie

1. Ouvrages

Histoire

Baissette Georges, *Aux sources de la médecine*, Thèse de médecine, Paris, 1931.

Charles Geneviève, *L'infirmière en France d'hier à aujourd'hui*, Collection Infirmière d'aujourd'hui, Le Centurion, Paris, 1979.

Collière Marie-Françoise, *Promouvoir la vie. De la pratique des femmes soignantes aux soins infirmiers*, InterÉditions, Paris, 1982.

Collière Marie-Françoise, *Soigner... Le premier art de la vie*, InterÉditions, Paris, 1996.

Dubois Freynet Catherine, Perrin Georgette, *Le métier d'infirmière en France*, Presses Universitaires de France, Paris, 1996.

Foucault M., *Histoire de la folie à l'âge classique*, Gallimard, Paris, 1961.

Goffman Erving, *Asiles*, Les éditions de Minuit, Paris, 1968.

Grmek Mirko D., *Histoire de la pensée médicale en Occident*, Seuil, Paris, 1995.

Henderson Virginia, *La nature des soins infirmiers*, InterÉditions, Paris, 1994.

Jouanna Jacques, *Hippocrate*, Fayard, Paris, 1992.

Kamieniecki Hanna, *Histoire de la Psychosomatique*, PUF, Paris, 1994.

Knibiehler Yvonne, Leroux-Hugon Véronique, Dupont-Hess O., Lemoine Michel, « Le monde antique, Le christianisme et le moyen-âge, De la science médicale à la conscience de la vie », in *Univers de la Profession Infirmière*, Tome 1, Genèse, Presses de Lutèce, Milan, 1991.

Larcher Jean-Claude, *Théologie de la maladie*, Cerf, Paris, 1994.

Léonard Jacques, *La médecine, entre les pouvoirs et les savoirs*, Collection historique, Aubier, Paris, 1981.

Leroux-Hugon Véronique, *Des saintes laïques, les infirmières à l'aube de la Troisième République*, Sciences en situation, Paris, 1992.

Magnon René, « Une profession aux portes de son histoire », in *Univers de la Profession Infirmière*, Tome 1, Genèse, Presses de Lutèce, Milan, 1991.

Magnon René, *Léonie Chaptal, la cause des infirmières*, Éditions Lamarre-Poinat, Paris, 1998.

Pinelli Patrice, *Naissance d'un fléau : histoire de la lutte contre le cancer en France* (1890-1940), A M Métaillé, Paris, 1992.

Sainte Fare Garnot Nicolas, « La révolution française », in *Univers de la Profession Infirmière*, Tome 1, Genèse, Presses de Lutèce, Milan, 1991.

Shorter Edward, *Le corps des femmes*, Seuil, Paris, 1984.

Smith James P, Henderson Virginia, *Une biographie*, InterÉditions, Paris, 1995.

Stinglhamber-Vander Borght Bernadette, *Infirmière - Genèse et réalité d'une profession*, Savoirs et santé, De Boeck, Bruxelles, 1994.

Tastayre Y., *Cornettes et blouses blanches, les infirmières dans la société française 1880-1980*, Hachette, Paris, 1984.

Tooley A Sarah, *La vie de Florence Nightingale*, Fischbacher, Paris, 1911.

Clinique

Atham Tom et Ransford Emmanuel, *Les racines physiques de l'esprit*, Collection *Sciences et Conscience*, Éditions Quintessence, Aubagne, 2009.

Benner Patricia, *De novice à expert, excellence en soins infirmiers*, InterÉditions, Paris, 1995.

Bruchon-Schweitzer Marilou et Dantzer Robert, *Introduction à la psychologie de la santé*, Presses Universitaires de France, Paris, 1994.

Blondeau Danielle (sous la direction de), *Éthique et soins infirmiers*, Les Presses de l'Université de Montréal, Montréal, 1999.

Bury Mr et Wood Phn, *Problems of communication in chronic illness*, International Rehabilitation Medicine, Bâle, 1979.

Canguilhem Georges, *Le normal et le pathologique*, PUF, Paris, 1966.

Carpenito Lynda, *Diagnostic infirmier*, Medsi, Paris, 1986.

Foucault Michel, *Naissance de la clinique*, 5e éd. Quadrige, Presses Universitaires de France, Paris, 1997.

Franz Alexander, *La médecine psychosomatique*, *Petite bibliothèque*, Payot, Paris, n° 426, 2002.

Gasse Jeanne Marie et Guay Louise, *Des modèles conceptuels en soins infirmiers*, Presses interuniversitaires, Québec, 1997.

Goldstein Jan, *Consoler et classifier, l'essor de la psychiatrie française*, Collection Les empêcheurs de penser en rond, Institut Synthelabo, Le Plessis-Robinson, 1997.

Hamric Ann B., Spross Judith A., *The Clinical Nurse Specialist in Theory and Practice*, W.B. Saunders Compagny, 1983(-1989).

Hesbeen Walter, *Prendre soin à l'hôpital, inscrire le soin infirmier dans une perspective soignante*, InterÉditions, Masson, Paris, 1997.

Jovic Ljiljana, *La clinique dans les soins infirmiers, naissance d'une discipline*, Thèse de sociologie, Université de Lyon 2, 1998.

Kérouac Suzanne (sous la direction de), *La pensée infirmière : conception et stratégies*, Maloine, Paris, 1999.

Krieger Dolorès, *Le guide du magnétisme*, Édition J'ai lu, Paris, 2009.

Le Breton David, *Anthropologie de la douleur*, Métaillié, Paris, 1995.

Molinier Pascale, *Psychodynamique du travail et identité sexuelle*, Thèse de psychologie, CNAM, Paris, 1995.

Mordacq Catherine, *Pourquoi des infirmières ?*, collection « Infirmières d'aujourd'hui », Le Centurion, Paris, 1972.

Nomenclature des interventions infirmières, Masson, Paris, 2003.

Paulhan Isabelle et Bourgeois Marc, *Stress et coping, les stratégies d'ajustement à l'adversité*, 2e édition, Nodules, PUF, Paris, 1998.

Revault d'Allonnes Claude *et al.*, *La démarche clinique en Sciences humaines*, Dunod-Bordas, Paris, 1989.

S.A. Patricia Sparacino Diane, M Cooper Pamela, Minarik A., *The Clinical Nurse Specialist, Implementation and impact*, Édition Appleton et Lange, Connecticut, 1990.

Sapir Michel, *Soignant-Soigné : le corps à corps*, Payot, Paris, 1985.

Simonton Carl, Simonton Stéphanie Matthews, Creighton James, *Guérir envers et contre tout. Le guide quotidien du malade et de ses proches pour surmonter le cancer*, Collection EPI, Desclée de Brouwer, Bar-le-Duc, 1982.
Sontag Susan, *La maladie comme métaphore*, Le Seuil, Paris, 1979.

Recherches

La déambulation des personnes âgées démentes en service de psychogériatrie, recherche faite sous la direction de Mireille Balahosky, Genève, non publié, 1993.

Sociologie

Adam Philippe et Herzlich Claudine, *Sociologie de la maladie et de la médecine*, Édition Nathan Université, Paris, 1994.
Augé Marc et Herzlich Claudine, *Le sens du mal : Anthropologie, histoire et sociologie de la maladie*, 4e éd., Éditions des archives contemporaines, Paris, 1994.
Aïach Pierre et Fassin Didier (sous la direction de), *Les métiers de la santé, enjeux de pouvoir et quête de légitimité*, Anthropos, Paris, 1994.
Freidson Eliot, *La profession médicale*, Payot, Paris, 1984.
Herzlich Claudine, *Médecine maladie et société*, Mouton École Pratique des Hautes Études, Paris, 1970.
Herzlich Claudine, *Santé et Maladie, analyse d'une représentation sociale*, Éditions de l'École des Hautes Études en Sciences Sociales, Paris, 1996.
Herzlich Claudine et Pierret Janine, *Malades d'hier, malades d'aujourd'hui*, 2e éd., Bibliothèque scientifique Payot, Paris, 1991.
Hughes Everett C, *Le regard sociologique, essais choisis*, Éditions de l'École des Hautes Études en Sciences Sociales, Paris, 1996.
Illich Ivan, *Némésis médicale*, Le Seuil, Paris, 1975.
Imbert Jean, *Les hôpitaux en France*, collection « Que sais-je », PUF, Paris, 1994.
Le Breton David, *Anthropologie du corps et modernité*, 4e éd., Sociologie d'aujourd'hui, PUF, Paris, 1998.
Parsons Talcott, *Éléments pour une sociologie de l'action*, Plon, Paris, 1955.
Saliba Jacques, Bon-Saliba Brigitte, Ouvry-Vial Brigitte, *Les infirmières, ni nonnes, ni bonnes*, Syros, Paris, 1993.
Steudler François, *L'hôpital en observation*, A. Colin, Paris, 1974.
Weber Max, *Économie et société*, Plon, Paris, 1965.
Weber Max, *Essai sur la théorie de la science*, Plon, Paris, 1968.

Savoirs

Beillerot Jacky, Blanchard-Laville Claudine, Mosconi Nicole (sous la direction de), *Pour une clinique du rapport au savoir*, Savoir et Formation, L'Harmattan, Paris, 1996.
Besnard Pierre et Liétard Bernard, *La formation continue*, 5e éd., PUF, Coll. « Que sais-je », Paris, 1995.
Blanchard-Laville Claudine et Fablet Dominique (sous la direction de), *L'analyse des pratiques professionnelles*, Savoir et Formation, Paris, L'Harmattan, 1996.

Charlot Bernard, *Du rapport au Savoir*, Anthropos, Paris, 1997.
Malglaive Gérard, *Enseigner à des adultes, Travail et pédagogie*, PUF, Pédagogie d'aujourd'hui, Paris, 1990.
Walter Béatrice, *Le savoir infirmier*, Recherche infirmière, Lamarre-Poinat, Paris, 1988.

2. Articles

Aubert Jean-Pierre, « L'hôpital Français en mutation », in *L'hôpital à vif*, Revue Autrement, n° 109, septembre 1989.
Arnold Marie C., Renbarger Karen et Rhude Rachel I., « A quality improvement program for a clinical nurse specialist department », in *Journal of Nursing Care Quality*, 1994.
Bousfield Chrissie, « A phenomenological investigation into the role of the clinical nurse specialist », in *Journal of advanced Nursing*, vol. 25, n° 2, février 1997.
Broclain Dominique, « La médecine générale en crise », in *Les métiers de la santé*, col Anthropos, Paris, 1994.
Bury Michael et Robert Anderson, « Chronic illnessas biographical disruption », in *Sociologie de la maladie et de la médecine*, *Living with Chronic Illness*, 1988.
Collière Marie-Françoise., « Redécouvrir... Élaborer les savoirs des soins », *Cahiers du GRASI*, n° 10, 1992.
Collière Marie-Françoise., « Une histoire usurpée....l'histoire des femmes soignantes », in *Pour une histoire des soins et des professions soignantes*, Les cahiers de l'AMIEC, n° 10, 1988.
Collière Marie-Françoise., « Vers un exercice infirmier reconnu », in *L'infirmière magazine*, n° 42, septembre 1990, dossier 33, pp. III-XVI.
Collière Marie-Françoise., « Identité infirmière... mythe, rêve ou réalité », in *Soins*, n° 645, mai 2000.
Charlot Bernard, « Les sciences de l'éducation, essai d'épistémologie », 1995.
Formarier Monique, « Méthodologie la science d'hier à aujourd'hui. Réflexions autour de sa genèse et de son développement », in *Recherche en Soins Infirmiers*, n° 24, 1991.
Guillermand Jacques, « La vocation médico-sociale de la Croix-Rouge française », in *Revue internationale de la Croix-Rouge*, 76e année, n° 807, mai-juin 1994.
Hans Sabine, « Profession...? infirmière », in *Cahiers du GRASI*, n° 18, 1996.
Hélary Jean-Pierre, « L'autre versant de la technique : le retour à la relation humaine », in *Revue Autrement*, septembre 1989.
Iborra Monique et Johannet Stanislas, « Contraintes économiques, une chance pour l'hôpital », in *L'hôpital à vif*, Revue Autrement, septembre 1989.
Jkai-Cheung Chuk Peter, « Clinical nurse specialists and quality patient care », in *Journal of advanced Nursing*, vol. 26, n° 3, septembre 1997.
Jovic Ljiljana, « La recherche clinique : définitions et principes », in *Recherche en soins infirmiers*, n° 48, mars 1997.
Jovic Ljiljana, « Différenciation entre praticien, expert, clinicien », in *Recherche en soins infirmiers*, n° 34, septembre 1997.

Lafrenière Sylvie, « À la découverte du métaparadigme infirmier », in *L'infirmière du Québec*, septembre/octobre 1995.

Lebreton David, « Douleur et soins infirmiers », in *Recherche en soins*, n° 53.

Lesvêsque-Barbès Hélène, « Le toucher thérapeutique », in *L'infirmière canadienne*, n° 109, décembre 1984.

Fraikin M., Manhaeghe A., Callens M.P., Celis Marie-Thérèse, « La relation médecin-infirmière : vous avez dit collaboration ? », in *Cahiers du GRASI*, n° 11, 1993.

Millet Louis, « La clinique : histoire, théorie et pratique » (la science infirmière), in *Recherche en soins infirmiers*, n° 34, septembre 1993.

Nadot Michel, « La formation des infirmières, une histoire à ne pas confondre avec celle de la médecine », in *Peu lire, beaucoup voir, beaucoup faire*, de François Walter, Zoe, Paris, 1993.

Pareydt Luc, « Normal et pathologique : les allures de la vie », in *Les cahiers de Laennec*, octobre 1995, pp. 3-5.

Petitat André, « La profession d'infirmière, un siècle de mutations », in *Les métiers de la santé*, Economica, 1994.

Poisson Michel, « Urgent, rôle propre cherche pensée, même impure », in *Soins*, Masson, Paris, mai 2000.

Pouchelle Marie-Christine, « Ici on ne fait pas de cadeau - partages du temps et don de soi à l'hôpital », in *Revue d'Ethnologie Francaise : les cadeaux à quel prix ?*, n° 4, 1998.

Pouchelle Marie-Christine, « Réanimation et rites de passage », in *En Réanimation : Ombres et Clarté*, ouvrage collectif sous la direction de Michèle Grosclaude, Éditions Hospitalières, Paris, 1996.

Pouchelle Marie-Christine, « Le vécu des patients, témoignage d'une ethnologue », in *Conférence des Établissements : Les droits de la personne malade et de la personne âgée en établissement*, décembre 1997.

Pouchelle Marie-Christine, « Transports hospitaliers, extra-vagances de l'âme », in *Santé, Sociétés et cultures. Gestions religieuses de la santé*, sous la direction de Francoise Lautman et Jacques Maître, L'Harmattan, Paris, 1995.

Proulx Pierrette et Ward Linda, « L'infirmière clinicienne : un luxe ou une nécessité ? », in *Nursing Quebec*, vol. 11, n° 5, septembre/octobre 1991.

Renaud Marc, « Les réformes québécoises de la santé ou les aventures d'un état narcissique », in Santé et société au Québec, Montréal, 1995

Renbarger Arnold M.C., Rhude K.et R.I., « L'identité professionnelle infirmière », in *Soins*, n° 645, mai 2000.

Rousseau Nicole, « De la vocation à la discipline », in *L'infirmière Canadienne*, mai 1997.

Saint-Etienne Mireille, « Éléments pour une clinique en soins », in *Revue ARSI*, décembre 2005.

Saint-Etienne Mireille, « L'infirmière et l'écriture », in *Soins Pédagogie Encadrement*, n° 18, 2e trimestre 1996.

Saint-Etienne Mireille, « Le transfert, moteur de la pédagogie ? », in *Soins Pédagogie Encadrement*, n° 20, 4e trimestre 1996.

Saint-Etienne Mireille, « Pratique infirmière et savoirs spécifiques », in *Soins Pédagogie Encadrement*, n° 26, 2e trimestre 1998.

Sibiril Yvonne, « 20 ans de rôle propre », in *Soins*, mai 2000, Masson.
Sicard Didier, « Le grand écart », in *L'hôpital à vif*, Revue Autrement, n° 109, septembre 1989.
Zola Irving, « Culte de la santé et méfaits de la médicalisation», in *Médecine et Société*, Éditions Coopératives Albert Saint-Martin, 1981.

Création de la maquette, mise en pages : Christelle Defretin

Achevé d'imprimer en janvier 2012
Par l'imprimerie SNEL à Liège
N° d'édition : 12006
Dépôt légal : janvier 2012
Imprimé en Belgique